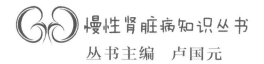

慢性肾脏病知识丛书

丛书主编 卢国元

你必须知道的慢性肾脏病知识

沈 蕾 编著

U0379607

苏州大学出版社

Soochow University Press

图书在版编目（CIP）数据

你必须知道的慢性肾脏病知识／沈蕾编著. —苏州：
苏州大学出版社，2022.4
　（慢性肾脏病知识丛书／卢国元主编）
　ISBN 978-7-5672-3770-4

　Ⅰ.①你… Ⅱ.①沈… Ⅲ.①慢性病—肾疾病—基本
知识 Ⅳ.①R692

　中国版本图书馆 CIP 数据核字（2021）第 248825 号

书　　　名：你必须知道的慢性肾脏病知识

编　　著：沈　蕾
编　　辑：严瑶婷
绘　　图：徐正宇　雷雁彬

出版发行：苏州大学出版社（Soochow University Press）
社　　址：苏州市十梓街 1 号　邮编：215006
印　　刷：苏州工业园区美柯乐制版印务有限责任公司
邮购热线：0512-67480030
销售热线：0512-67481020

开　　本：700 mm×1 000 mm　1/16　印张：6.75　字数：76 千
版　　次：2022 年 4 月第 1 版
印　　次：2022 年 4 月第 1 次印刷
书　　号：ISBN 978-7-5672-3770-4
定　　价：28.00 元

图书若有印装错误,本社负责调换
苏州大学出版社营销部　电话：0512-67481020
苏州大学出版社网址　http://www.sudapress.com
苏州大学出版社邮箱　sdcbs@suda.edu.cn

慢性肾脏病知识丛书

丛 书 主 编： 卢国元　苏州大学附属第一医院　主任医师

丛书副主编： 沈　蕾　苏州大学附属第一医院　主任医师

陈　强　苏州市立医院北区　主任医师

沈华英　苏州大学附属第二医院　主任医师

孔维信　上海交通大学医学院附属苏州九龙

医院　主任医师

丛 书 编 委：（按姓氏拼音排序）

陈凤玲　苏州大学附属第一医院　副主任医师

狄伟南　苏州市立医院东区　主任医师

金东华　苏州高新区人民医院　副主任医师

宋　锴　苏州大学附属第二医院　主任医师

徐　燕　苏州市第九人民医院　副主任医师

叶建明　昆山市第一人民医院　主任医师

周　玲　苏州大学附属第一医院　主任医师

本书编委会

主　　　任：沈　蕾　苏州大学附属第一医院 主任医师

副　主　任：周　玲　苏州大学附属第一医院 主任医师

　　　　　　金东华　苏州高新区人民医院 副主任医师

编　　　委：（按姓氏拼音排序）

　　　　　　陈铭聿　苏州大学附属第一医院　主治医师

　　　　　　贾　苗　苏州高新区人民医院　副主任医师

　　　　　　李大妹　苏州高新区人民医院　主治医师

　　　　　　李　洁　苏州沧浪医院　主治医师

　　　　　　李新丽　苏州大学附属第一医院　医生

　　　　　　芦　源　苏州大学附属第一医院　医生

　　　　　　沈霞红　苏州大学附属第一医院　主治医师

　　　　　　王佳欣　苏州大学附属第一医院　医生

　　　　　　杨晶晶　苏州大学附属第一医院　医生

　　　　　　赵　凡　苏州大学附属第一医院　医生

G 总 序
eneral Preface

据 2012 年发表在《柳叶刀》杂志上的流行病学研究显示，我国慢性肾脏病的总患病率高达 10.8%，总患病人数约为 1.2 亿。慢性肾脏病患者数量庞大，该疾病也正在成为全球性公共健康问题。鉴于此，国际肾脏病学会与国际肾脏基金联盟联合提议，决定从 2006 年起，将每年三月的第二个星期四定为"世界肾脏日"，目的是让大家重视慢性肾脏病，关爱慢性肾脏病患者。

慢性肾脏病往往起病隐匿，没有明显的症状，病因复杂，知晓率低，很多人并不重视。部分慢性肾脏病患者的病情最终演变为尿毒症，该疾病常并发心脑血管等方面的疾病，对患者的生命造成威胁的同时，还给个人、家庭和社会带来沉重的经济负担。目前，我国老龄化现象日益严重，高血压、糖尿病等疾病日渐高发，这些均是诱发慢性肾脏病的重要原因。如何早发现、早诊断，及时控制慢性肾脏病患者的病情，延缓其发展是广大医务工作者及慢性肾脏病患者都十分关注的问题。

目前，我国的医疗现状是临床医生精力和时间十分有限，在日常的门诊、病房的诊疗过程中，难以详细解答患者有关慢性肾脏病方方面面的问题。再加上现在各种媒体信息良莠不齐，患者往往难以获得准确、专业的知识。有的患者对慢性肾脏病放之任之，有的患者对此感到恐惧、焦虑，甚至乱投医，造成难以预料的后果。因此，苏州市肾脏病专业委员会的专家们一致认为出版一套慢性肾脏病知识丛书，系统介绍肾脏的有关知识，势在必行。在这样的背景下，"慢性肾脏病知识丛书"应运而生。

"慢性肾脏病知识丛书"一共分为四册，分别是《慢性肾脏病用药 100 问》《你必须知道的慢性肾脏病知识》《得了慢性肾脏病该怎么吃》《慢性肾脏病替代治疗的那些事》。这套丛书详细介绍了慢性肾脏病的基本知识、常用药物及其特点、饮食治疗和替代治疗等，希望该丛书能够给广大慢性肾脏病患者带来帮助。

这套丛书主要采用问答形式，语言生动，深入浅出，将比较专业的慢性肾脏病知识进行了科学的解读。这套丛书涉及内容较广，专业知识丰富，可作为医护人员、慢性肾脏病患者及广大关心肾脏病的朋友了解慢性肾脏病知识的一个窗口。

我们编委会全体成员在整套丛书的内容撰写、整理和校对方面尽了最大努力，但由于精力和水平有限，如有不当之处，敬请读者批评指正。

卢国元

2021 年 8 月

　　三月的第二个星期四是世界肾脏病日，每年的这一天，很多医院都会举办各种形式的科普宣传和义诊活动。虽然场面很热烈，但举办的次数多了就发现了问题：真正须来就诊的人不来就诊，更别说来参加健康讲座了。而有一部分病情很轻的患者反反复复游走于各大医院甚至是各个城市，试图找到能根治肾脏病的灵丹妙药。

　　随着中国人群整体寿命的提高和疾病谱的变化，慢性肾脏病成为威胁人们身体健康的一大疾病，这个疾病还有一个可怕的别名——"沉默的杀手"。由于慢性肾脏病发病的隐匿性，很多患者直至终末期才发现自己患病，而此时已丧失逆转疾病的最佳机会。在我国，心血管疾病、肿瘤、高血压、糖尿病、脑卒中已引起政府和全社会的广泛关注与重视。相比之下，肾脏疾病不太为人所知，它的防治相对滞后，缺少慢性肾脏病的早期发现、预防和治疗体系。不仅普通人群对此认识不足，就连有些医生对早期肾脏疾病的诊疗意识与能力都有不足。我们曾在 2018 年对苏州大学附属第一医院（以下简称"苏大附一院"）血肌酐含量高于正常值的门诊患者的数据进行分析，发现全院门诊中约有 75% 的肌酐异常患者出现在其他科室，且其中选择转诊至肾内科的患者不足 10%。如果患者在疾病早期没有去肾脏专科就诊，就很有可能失去最佳治疗时机。

　　近几十年来，慢性肾脏病的发病率在全球范围内都呈现快速增长的趋势。在我国，慢性肾脏病的发病率已达 10.8%，据此推算，目前我国成年人中慢性肾脏病患者超过 1.2 亿，其中有 2% 的患者后期会逐渐发展为尿毒症，这类患者会遇到的并发症和合并症远多于心、肺、肝等器官衰竭患者，且这些并发症和合并症的诊治费用也十分惊人。患者进入尿毒症期后，只能依靠透析或肾脏移植来维持正常生理功能，对患者、家庭和社会都带来沉重的负担。不仅如此，患者术后 5 年的生存率甚至低于结肠癌和乳腺癌等恶性肿瘤。

肾脏病并非不可逆转，也不是得了肾脏病就一定会进展为尿毒症。慢性病的诊治不同于其他疾病的方面在于：治疗固然是必须的，但患者的自我控制和医疗机构的科学管理更为重要。中国有句老话叫"三分治，七分养"。在与慢性肾脏病相伴的长期过程中，患者只有了解疾病，了解自身状况，科学地调养身体，才能和医生一起共同把疾病控制在早期，尽量延缓或最终避免进入到尿毒症期。医生也要有"火眼金睛"，要在很多疾病的初期，就发现肾脏病发生的端倪，避免一些医源性的肾脏损伤，因此要制订药物治疗以外的多重慢性病管理方案，让慢性肾脏病患者活得不仅有"量"更有"质"。

基于以上种种原因，苏州肾内科的医生们就聚在一起讨论：如何写一本给群众和基层医生看的、介绍慢性肾脏病相关常识的书？医生们从各自门诊和病房里遇到的常见问题、患者及其家属最关心的问题出发，从最容易发生误解的指标入手，用深入浅出的语言、通俗易懂的文字、直观幽默的卡通画，试图给大众提供一本介绍慢性肾脏病相关常识的书。由于作者才疏学浅，在内容上难免有偏颇之处，还请读者批评指正、予以谅解。

沈　蕾

2021 年 11 月

目 录

一、肾脏的结构和功能

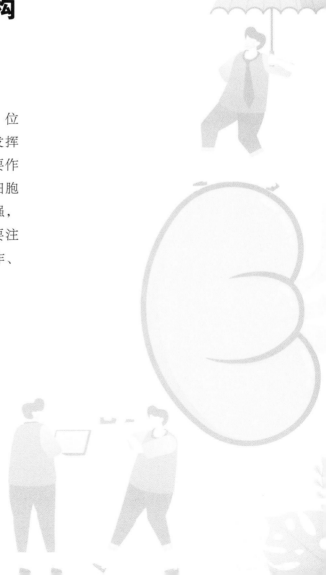

　　肾脏，俗称"腰子"，位于脊柱两侧，左右各一，发挥调节人体内环境稳定的重要作用，如调节血压、促进红细胞生成等。肾脏代偿能力极强，仅有"孤立肾"的人，只要注意保养，同样可以正常工作、生活。

我们的肾脏是什么样子的？

肾脏，俗称"腰子"，位于腰部的人体脊柱两侧，左右各一，形如蚕豆。可以用一个简单的方法来找到肾脏的位置：在站立状态下，拇指向前，双手尽量向上叉腰，两个手掌所覆盖的地方，大概就是两颗肾脏相对应的位置。成年人的肾脏平均长10～12 cm，宽5～6 cm，厚3～4 cm，重量120～150 g，约自己的拳头大小。肾脏真正的解剖位置和形态可以参照图1。肾脏不是一个孤零零的器官，在肾脏一侧有一凹陷，叫作肾门，血管、神经和输尿管由此进出，而肾脏的内部结构相对更加复杂。肾脏从外到内依次有肾筋膜、脂肪囊、纤维膜、皮质、髓质、肾盂等结构。

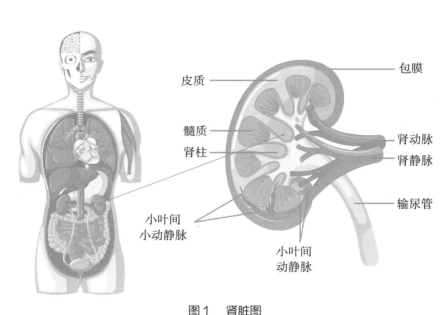

图1　肾脏图

（设计者：brgfx）

肾脏好比一个超级精细的"代谢中心"，是对人体血液"取其精华，去其糟粕"的"筛子"。每个肾脏含有大约 100 万个肾单位，肾单位是肾结构和功能的基本单位，由肾小体和肾小管组成。肾小球毛细血管壁是肾脏发挥滤过作用的主要场所，肾脏借此发挥"筛子"的功能，起到清除体内多余水分、代谢废物的作用，同时阻止红细胞、蛋白质等有益物质的排出。如果把所有的肾小球毛细血管拉直，约有 13 km，其肾小球基底膜面积约为 1.6 m^2，肾脏之所以拥有如此复杂的结构，主要是因为肾小球要发挥过滤人体血液的作用。肾脏就像一个庞大的清洗场所，把体内代谢产生的废弃物排出体外。除此之外，肾脏还具有内分泌功能，通过平衡肾小管－肾小球反馈系统及调节肾素的合成与分泌等，在维持体内酸碱及水电解质平衡、稳定血压等方面发挥重要作用。这也是为什么肾脏不好的人通常有高血压、贫血等并发症。

　　正常人一般只需要三分之二个肾脏就可以完成日常身体内清除毒素的工作，这也是有些只有一个肾脏的人血肌酐含量不高的原因。同理，老百姓普遍认为的"吃啥补啥"，医学上并不主张，因为如果补充过多的食物，特别是产氮的肉类如动物内脏，人体在处理它们的过程中会加重肾脏的负担。

小小肾脏，大大用处

就像我们生存的地球拥有自己的生态调节系统，维持着气候等外部环境的稳定一样，人体也有自己的调节系统，我们称之为内环境。小小的肾脏发挥着调节人体内环境的重要作用，我们来看看肾脏的三大用处。

首先，它是人体的"清道夫"，新鲜的血液经过肾脏毛细血管网"筛子"的过滤，排出的尿液中含有人体不需要的代谢废物，尿的臭味就是那些代谢废物产生的味道。也有一些患者看似尿量还正常，但尿液像清水一样无色无味，这也提示肾脏的排毒功能出了问题。还有一些特殊情况，如糖尿病酮症酸中毒患者的尿液就有烂苹果味。如果患者肾功能下降，会出现血液里面肌酐、尿素氮等代谢废物含量的升高。

其次，肾脏通过调节排尿量，可以调节人体的有效循环血量，以维持水的平衡，同时维持体内酸碱及水电解质的平衡。每天通过肾小球毛细血管排出 180 L 原尿，原尿再经肾小管重吸收等处理后形成终尿，以保证代谢废物被排除干净而营养物质不丢失。原尿中 99% 的水、100% 的葡萄糖和氨基酸及大部分的钠、钾等电解质都被重新吸收回血液中，最后排出的就是我们看得到的尿液了。每天约有 1.5 L 的尿液被排出，正常人多喝水多排尿，少喝水少排尿，身体是可以自我调节的。但肾脏有问题的患者，多喝了水排不出去就容易浮肿甚至出现心衰，而如果肾小管浓缩功能出现障碍，尿就会像打开的水龙头一样收也收不住，因此尿太多或是太少都可能是肾脏出现问题了。

最后，很多人不知道的是，除了"排毒"外，肾脏还是一个重要的内分泌器官，可以分泌肾素、促红细胞生成素、活性维生素D、前列腺素等物质，它们具有非常重要的生理功能，可以促进红细胞的生成成熟，同时可以调节钙磷代谢及维持骨代谢平衡等。如果肾脏出了问题，会出现贫血、高血压、骨质疏松、骨痛、骨折、皮肤瘙痒、肌无力等并发症，必须服用一些相关药物才能治愈。不仅如此，肾脏还是一些激素降解的场所，如胰岛素。这也是为什么糖尿病患者肾脏出现问题后，胰岛素使用的量需要减少并改用短效胰岛素。

　　知道了肾脏的这些用处，我们就可以理解为什么肾脏出了问题，往往要吃一大把药了。只有综合治疗，才能真正地保肾。

只有一个肾脏还能正常生活吗？

（1）什么是"孤立肾"

人体有两个肾脏，每个肾脏含有大约 100 万个肾单位，肾单位是不分昼夜地清除人体代谢产生的毒素、维持内环境稳定的"劳动模范"。先天性或后天性因素（比如捐献肾脏），导致人体只有一个肾脏时，这个肾被称为"孤立肾"。有先天性孤立肾的人并不少见，他们和普通人没有什么两样，大多数是在常规体检时做彩超被发现的。那么仅有孤立肾的人还能正常生活吗？答案是肯定的。

先天性孤立肾一般不会影响肾脏的"排水排污"功能及生育和性功能，也不会有损寿命。这是因为我们的肾单位是轮流工作的，约有三分之一的肾单位"兄弟们"一起工作，另外三分之二在休息。肾脏具有强大的储备功能，在机体遇到紧急情况如脱水、休克、大面积创伤或感染时，肾脏就会启动"应急预案"，让身体中的肾脏组织充分工作起来。因此，当我们只有一个肾脏时，只要保证仅有的这一个肾脏是好的，就完全可以发挥其"人体清道夫"的功能。同时，为了弥补减少一个肾脏造成的损失，剩余的那个肾脏中的肾单位会增大，这种现象被称为代偿性肥大，由此可见肾脏具有强大的代偿功能。同理，肾脏移植患者只移植一个肾脏就够用了，大多数捐献肾脏的人都能正常生活。但是在临床上，一些病理因素，比如肾盂肾炎、肾结核、肾积水、肾动脉狭窄及外伤等，会导致一侧肾脏萎缩，患者要对此有足够的重视。一般来讲，这类患者除了原发病症状外没有明显的血尿、蛋白尿，且肾功能正常，但在尿路感染、尿路梗阻、服用肾毒性药物等诱因下，肾功能可能迅速恶化。

（2）对"孤立肾"的保养措施

尽管从理论上讲，人体只有一个肾脏就可以正常生活，但是平时也一定要特别爱护这仅有的一个肾脏，因为一个肾脏的肾单位们得不停歇地工作，可以接替他们轮流工作的肾单位"兄弟们"很少。为了保护好肾脏，在生活中要特别注意以下几点：

① 如果有高血压，一定要定期监测，规律服药，配合低盐饮食控制体重，遵医嘱将血压控制在目标范围内。

② 慎用感冒药、止痛药、退热药、不明成分保健品、中草药及抗生素等。

③ 尽量避免反复呼吸系统、消化系统及泌尿系统感染等，如果出现腹泻、呕吐、发热等容易造成机体脱水的症状，要及时就诊，补液并正规使用抗生素等药物。

④ 养成良好的工作生活习惯，要作息规律，避免久坐、久站、憋尿，避免熬夜、暴饮暴食等。

⑤ 在结石多发地区要注意预防结石，平时多饮水、勤排尿。

⑥ 女性患者在妊娠、分娩期时，其肾脏负担加重，应在医生监督指导下选择对肾脏损伤小的药物。

⑦ 保持会阴部卫生，以降低泌尿系统逆行感染的可能性，预防尿路感染，如有尿路感染要及时治疗，并选择对肾脏损伤小的抗生素。

⑧ 一定要定期体检：如为先天性孤立肾，每年须至少体检2次；如为后天获得性孤立肾，则需要每1～3个月随访一次，检查内容包括血压、尿常规、肾功能、电解质、血常规、血葡萄糖、泌尿系统彩超等。

二、得了慢性肾脏病，有什么症状？

慢性肾脏病被称为"沉默的杀手"，患者早期无症状或症状很轻，但小症状埋着大隐患，如果缺乏警惕，甚至可能发展为尿毒症。因此，不要小瞧尿色异常、泡沫尿、腰痛、腿部水肿等症状，这些都可能是肾脏向你发出的求救信号。

1 慢性肾脏病
——"沉默的杀手"

医生在临床上经常会遇到一些肾脏病患者，他们来就诊的时候就已经处于尿毒症期了。

案例 小海今年20岁，正处花季，对生活有着美好的憧憬。自觉健康的小海在一个月前，劳累后感到头晕、乏力，他以为是受凉感冒了，也没怎么在意。过了一周，头晕不仅没有好转，吃饭也没那么香了，而且家人发现他脸色苍白，认为他"贫血"，就去买了些补血药给他吃。没想到吃了以后不仅头晕没有好转，反而出现了恶心、呕吐、尿量减少等症状。家人这下慌了神，把他送到医院就诊。经过一系列的检查后，医生得出了一个对小海及全家人来说如晴天霹雳般的结论：小海不是简单的贫血，而是由肾功能衰竭、尿毒症并发的严重的肾性贫血！以后小海只能靠长期透析来维持生命。弱冠之年、家中独子、须长期透析治疗、经济拮据……每一点都令人心情沉重！

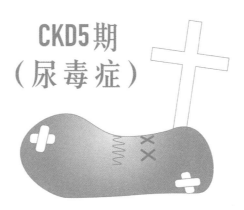

CKD5期
（尿毒症）

自觉健康的青年，怎么突然之间得了尿毒症呢？为什么慢性肾脏病被称为"沉默的杀手"呢？一方面，这是由于慢性肾脏病早期没有特殊的不适症状，容易被忽视和漏诊，比如乏力、腰酸、头晕等可能被认为是劳累或感冒等引起的。另一方面，肾脏有超强的代偿能力，即使出现了慢性肾脏病，健存的肾单位也可以代替受损的肾单位继续工作，最后越来越多的肾单位受损，当剩下15%～20%的肾单位时，即估算的肾小球滤过率小于 15 mL/min时，肾脏产生尿液、排出毒素的功能大大受损，体内蓄积大量的毒素，才会出现明显的临床症状。

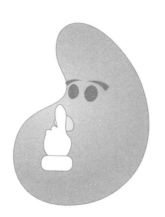

同时，肾衰竭的表现也是多种多样，且缺乏特异性的，比如恶心、呕吐、鼻出血、贫血、皮肤瘙痒、骨质疏松、骨折、血压高等，常常会在患者看其他病的时候被偶然发现。目前我国慢性肾脏病发病率高，已经达 10.8%，且有年轻化趋势。不仅如此，慢性肾脏病的知晓率也很低，真正知道自己患病的患者不到 10%。所以定期做肾脏健康体检极为重要，尤其是尿常规、血肾功能及肾脏超声检查，一旦发现肾脏问题要及时至专科就诊，不能随便买药吃，以免耽误病情；如果出现尿中泡沫多、夜尿多、水肿、腰酸、乏力、贫血等症状，也要及时去肾内科就诊，早发现早治疗。以前有过慢性肾脏病的患者更不能掉以轻心，不能简单地认为病情就这样了，不会进一步发展，就随便买药吃，这会耽误病情并置自己于危险的境地。同时，专科医务工作者，也一定要练就一双识别慢性肾脏病"蛛丝马迹"的"火眼金睛"。

肾出事了，身体会怎么提醒你？

慢性肾脏病往往起病隐匿，不容易被察觉，被称为"沉默的杀手"，具体原因在前一节中已做了详细介绍。那么，肾出事了，身体会怎么提醒你？这分为两种情况：

（1）以往身体健康的人

当身体出现以下信号时，自觉健康的人也一定要多留心，及时去医院做尿常规、肾功能等检查，以便尽早发现肾脏病。

信号一：早晨起床后眼睑或颜面部水肿，或下肢水肿且休息后不缓解。

信号二：总是腰酸乏力，精神欠佳。

信号三：尿色发深，尿中泡沫增多且久置不散。

信号四：夜尿明显增多，或伴有尿频尿急尿痛等症状。

信号五：年轻人突然出现血压升高。

（2）既往有肾脏病史的患者

有些人得了慢性肾脏病，长期不重视，总觉得该病进展缓慢，而且他们往往有这种错误观念：血肌酐含量偏高，即使吃了药也不能降到正常水平。然而，往往尿毒症在不知不觉中就一步步靠近了。在肾功能恶化前身体会发出几个信号，这些信号也是身体的提示，提示患者切不可掉以轻心，不然真到了尿毒症期，后悔都来不及了。

信号一：食欲欠佳、恶心呕吐。这类患者常常会就诊于消化科，一查肾功能，电解质、血肌酐、尿素氮的含量明显升高，可能还伴有严重的酸中毒或高钾血症。

信号二：乏力、头晕、脸色变差。肾功能衰竭后会出现贫血，如果不及时治疗，随着肾脏病的加重，贫血也会进行性加重，患者往往出现明显的乏力、头晕。

　　信号三：水肿加重。尿毒症期患者的肾脏功能已经损失殆尽，排水功能大大下降，往往会出现水肿加重的情况，严重的话还会出现胸闷气喘等心衰的表现。

　　信号四：容易感冒，不容易好。当肾脏病逐渐加重时，人体的免疫力会逐渐下降，这时候极易发生感染，而且一旦发生感染，比如感冒，也是非常不容易痊愈的。所以，如果你发现自己平时三两天就能好的感冒，拖了半个月还没好，就要注意了。

　　信号五：血压变高且不容易控制。以前吃药得到控制的血压突然居高不下难以控制了，这时候也要当心原来的所谓"不重的"慢性肾脏病进展到肾衰竭期甚至尿毒症期了。

医生，我好像有点肾虚

在门诊经常会听到"医生，我腰酸背痛是不是肾虚了？""医生，耳鸣脱发可能是肾虚吧？""医生，你给我把把脉，看看我是肾阴虚还是肾阳虚？"……不少人似乎遇到不舒适的症状都习惯和肾虚联系起来，甚至认为肾虚就是肾脏有病，以至于忧心忡忡、四处求医。

（1）中医所说的"肾虚"是什么？

"肾虚"一词来自我国的传统医学。中医所说的肾有重要的生理功能。《黄帝内经》中说"肾为先天之本"，也就是说生命的初始、生长、壮盛、衰老都与肾的阴阳精气的盛衰有着密切的联系。"肾虚"是一个中医病名，是指肾脏阴、阳、精、气消耗过多或先天不足。肾虚分为肾阴虚与肾阳虚，二者的机制与施治不一样。肾阳虚常见临床症状有头晕目眩、腰膝酸软、性欲减退、男子阳痿、女子宫寒及夜尿增多等；肾阴虚常见临床症状有头晕耳鸣、潮热盗汗、五心烦热、腰酸且痛、失眠健忘、遗精及经少等。虽然这些症状的确是肾脏疾病的一些重要讯号，但是并不能简单地和肾虚画等号，因为这些信号在人体许多其他疾病或状态下都有可能出现。

现代医学认为肾脏相当于一个"排污工厂"。肾脏病主要是肾脏结构或功能发生改变，主要表现在肾脏排泄代谢废物和调节体内水电解质酸碱平衡等能力出现了问题。临床表现为血尿、蛋白尿、腰酸、水肿、尿频及高血压等症状。常见的肾脏疾病有急、慢性肾小球肾炎，间质性肾炎，肾病综合征，肾结石，肾肿瘤甚至肾功能衰竭等。

总的来说，中医的"肾虚"和西医的肾脏疾病有一定的相关性，但不能"相提并论"。中医的"肾虚"主要是一组症状的描述，不一定是由肾脏病引起的，西医的肾脏疾病则明确是由肾脏本身结构或功能改变引起的。

（2）如何应对所谓的"肾虚"？

不管是出现中医所说的"肾虚"症状，还是出现西医中肾脏病的临床症状，都要尽早去医院进行与肾脏有关的检查。通过做实验室检查中的血常规、尿常规及肾功能检查，影像学检查中的肾脏B超或CT等检查，基本能及时发现肾脏病变。在明确"肾虚"的原因后，很多肾脏疾病完全可以按照中医思路辨证施治，也可以中西医结合施以治疗。治疗肾脏病的关键是"三早"：早发现、早预防、早治疗。

（3）"肾虚"常见于哪些人？

① 先天不足，后天失养的人：主要是指先天肾精不足，后天又抽烟、喝酒、作息规律不良等不注重养肾之人。

② 劳力、劳心、房劳过度的人：过劳分为劳力、劳心、房劳过度，中医讲肾为"作强之官"，如果过度劳累，容易损伤肾气，导致肾虚。

③ 夏季贪凉、冬季不保暖的人：夏季贪凉、冬季不保暖导致寒气直入脏腑造成肾虚。

④ 滥用药物的人：例如长期口服止痛药、感冒药、抗生素、肾毒性中药材的人。

⑤ 年老体衰的人："生、长、壮、老、已"是自然规律，《黄帝内经》载"五八，肾气衰，发堕齿槁"，年老体衰之人容易肾虚。

哪些是真正的血尿？

医院门诊经常会有一些惊慌失措的患者："医生，我尿血了""医生，你看我体检单子上尿里有红细胞，是肾脏出现什么问题了吗？"接下来我们一起聊聊血尿这点事。

（1）什么是血尿？

顾名思义，血尿就是尿中有血，正常尿液外观呈淡黄色，在大量饮水后可能呈无色。血尿分为肉眼血尿和镜下血尿两种。肉眼血尿即肉眼能分辨的有血尿液，颜色为红色或者疥红色，像洗肉水一样或伴有血块。镜下血尿为肉眼看不出红色的尿液，只有在显微镜下才能检查出红细胞数值高于正常，镜下血尿的标准是尿沉渣红细胞 ≥ 3 个 / 高倍视野。

那么问题来了，尿色发红就是血尿吗？实际情况不一定如此。有些食物如甜菜、火龙果、黑色浆果等，含有大量色素，食入一定量后，可以使尿液发"红"；有些慢性病患者长期口服某些药物也会导致所谓"血尿"的发生，常见药物有利福平、吲哚美辛、磺胺类药物、奎尼丁、甲硝唑及中药大黄等；更要注意的是，如果突然过度运动也可能出现一过性假性"血尿"；当然女性经期或者痔疮出血污染尿液，也可表现出假性"血尿"，所以留取尿液标本时，要清洁外阴，留取中段尿。

临床上还有一个经常困扰大家的问题，好多人的体检报告上出现尿隐血试验阳性，就会很焦虑，认为自己有"血尿"而四处就医和治疗。尿隐血试验是通过化学反应显色原理检测尿中有无血成分的一种方法。这种方法可以提高检测速度，但特异性不高。除了完整的红细胞以外，被破坏的血细胞成分（血红蛋白）或肌肉组织损伤产生的成分（肌红蛋白）也可以与检测试剂发生反应，进而显色，提示为阳性。某些情况下，即便尿中根本没有血细胞及其成分，仍然可以呈阳性反应，即出现假阳性，如尿中含有次氯酸盐或一些氧化物时。所以，尿隐血试验阳性并不代表尿中有血成分。

（2）哪些常见的疾病可导致真正的血尿？

① 肾小球肾炎：这是导致血尿的最常见疾病，可单纯表现为镜下血尿，也可出现肉眼血尿，可伴有蛋白尿、水肿、高血压。另外一个非常重要的特点就是在相差显微镜下检查，尿中红细胞以变异型红细胞为主。

② 急性或慢性尿路感染：包括膀胱炎和肾盂肾炎，临床常伴有尿频尿急尿痛、腰痛、畏寒、发热等症状。

③ 肾、输尿管、膀胱或前列腺结石：结石摩擦损伤黏膜上皮细胞导致出血，临床常伴有阵发性剧烈腰腹部绞痛等症状。

④ 泌尿系肿瘤：肿瘤破坏血管或肿瘤本身局部坏死等情况，都会导致血尿。这也是我们最担心的，临床常表现为无痛性间断肉眼血尿。

当发现所谓"血尿"时，无论是肉眼血尿或镜下血尿，还是假性血尿，都应该及时接受评估及鉴别，确定血尿是否存在，查明血尿的病因。如果是由泌尿系感染、结核、结石甚至肿瘤等疾病引起的血尿，必须积极治疗原发病，切莫耽误；如果考虑肾小球疾病，可以进行肾穿刺活检术（简称"肾活检"），取得病理诊断后，由肾内科专科医生进行个体化治疗；当然，如果经查后明确是假性血尿，则不必担心了。

5 尿中泡沫增多，一定是得了慢性肾脏病吗？

临床上经常有患者问"泡沫尿是蛋白尿吗？""尿中泡沫增多一定是得了慢性肾脏病吗？"很多人知道尿中含蛋白质时泡沫会增多，因此往往看到泡沫尿，便十分惊慌，怀疑自己是不是肾脏出了什么问题。下面我们一起来认识一下泡沫尿。

我们先来了解下泡沫尿的形成原理。正常尿液应该是淡黄色的透明液体，表面张力很小，很少形成气泡。但是如果尿液中成分发生变化，造成张力增大，就会形成泡沫尿。

那么，什么会引起泡沫尿呢？其实，除了蛋白尿引起的泡沫尿外，很多情况下，也会出现所谓的"泡沫尿"，常见的有：糖尿病患者血糖控制不佳时，尿中含有的糖和酮体会增加尿液的表面张力，形成较多的泡沫；部分泌尿道感染患者的尿中含有产气杆菌，出现泡沫尿；排尿时较急，冲力大而产生较多的泡沫……以上的这些泡沫尿，其实与肾脏病或蛋白尿无相关性，不用担心，而且上述情况下，一般过 20 min 尿中泡沫基本会消失。当然，我们最担心的就是蛋白尿引起的泡沫尿，如果尿液中漂浮着的一层细小泡沫经久不能消失，有较高可能性是蛋白尿，是肾脏损伤的信号，这时候一定要警惕。

虽然泡沫尿不能与蛋白尿画等号，但是，泡沫尿最常见的病因是蛋白尿。不过，即使出现了蛋白尿，也不用过于害怕，蛋白尿出现除了有病理性因素外，也有生理性的。生理性蛋白尿常见于剧烈运动、发热、寒冷甚至精神紧张等状态时，此时出现的蛋白尿多为一过性的，程度较轻，持续时间短，诱因解除后即可消失，这种情况，属于正常现象，不用过于担心。当然，一旦出现病理性蛋白尿，一定要高度重视，它多由各类肾脏疾病引起，如肾小球肾炎、肾盂肾炎、肾病综合征等；或者由于其他疾病累及肾脏引起继发性肾病，如糖尿病肾病、高血压肾病、狼疮性肾炎等，还有比较少见的疾病如轻链病、浆细胞病、多发性骨髓瘤等。此外，还有一些是与肾脏本身无关的疾病引起的蛋白尿，最常见的有泌尿道感染、尿道炎及尿道出血等，在这些情况下，要积极治疗原发病，原发病病情好转后，泡沫尿一般多能改善或消失。

　　综上分析，泡沫尿的产生原因复杂，泡沫尿增多不一定是肾脏疾病，需要根据个人病史、临床表现、各项尿液专科检查等进行综合评估，如果出现泡沫尿持续不消失的现象，一定要到医院做专科检查。肾脏疾病引起泡沫尿时，往往会伴有其他症状，比如腰酸、水肿、高血压及尿量变化等。如果偶然发现泡沫尿或检测出尿蛋白阳性，不能说明肾脏一定有损伤，应排除诱因后多次复查尿液，同时结合肾功能、24h尿蛋白定量等检查，当然，如果持续检出蛋白尿，则有必要做肾活检以确定肾脏损伤的原因及程度。此外，泡沫尿与肾脏病没有必然联系，一些有严重肾脏病的人，尿液中不一定有很多泡沫，因此，单从泡沫多少判断是否患有肾脏疾病及患病的严重程度，是没有科学依据的。

6 腰膝酸软，一定是得了慢性肾脏病吗？

在生活中，很多人尤其是长期伏案工作及缺乏运动锻炼的人，常常会出现腰膝酸软等情况。在我国传统医学的认知中，腰膝酸软是肾虚的典型表现，因此，部分有这一表现的人会担心是否患了肾脏疾病。那么出现腰膝酸软是得了肾脏病吗？

《素问·脉要精微论》中说："腰者肾之府。"肾虚有阴阳之分，肾阴虚时，肾府内亏，骨骼不充，会出现腰膝酸软的症状；肾阳虚时，肾阳不能温煦腰膝，亦会出现腰膝酸软的症状。而在现代医学中，有腰膝酸软这一表现的病症有很多，有器质性的，也有功能性的，器质性的可见于多种疾病：一是肾脏本身的疾病，腰酸不一定是肾炎引起的，但是如果出现了肾小球肾炎，常会有腰膝酸软等症状，有的人在劳累后出现腰痛，也有一些人会有不同程度的贫血、水肿等症状；二是生殖系统相关疾病，如盆腔炎、子宫肌瘤等都会引发腰膝酸软；三是腰椎等病变，如老年人常见的骨质疏松、椎管狭窄等。当然，其他很多因素如长期站立劳动或经常背重物导致腰部压力过重、腰部肌肉韧带伸展能力减弱、腰肌劳损等，都会导致腰部疼痛。

所以，出现腰膝酸软等症状时，需要仔细辨别以确定真正的病因，不要马上给自己扣上"肾脏病"的帽子，要留意身体其他部位有无不适或异常的表现。例如，如果尿液与往常不同，颜色变深变红或是出现泡沫，往往提示了有泌尿系统疾病，应该及时就诊；如果女性在经期腰痛且伴有下腹部疼痛，应该去妇科就诊，排除患妇科疾病的可能；如果腰痛在后背靠近臀部的位置，尤其是处于某些体位时出现或者加重，就应考虑是腰椎或者腰部肌肉的问题……

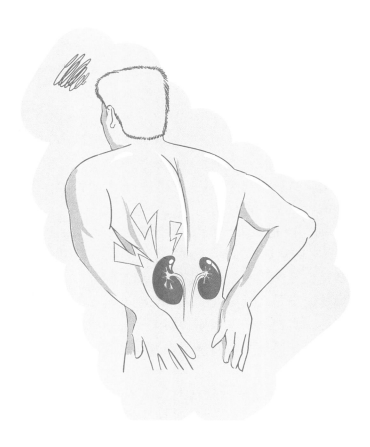

　　总之，当出现腰膝酸软时不要盲目地做出判断，要及时到医院进行检查，确定病因后，再采取有效的治疗方法。当然，持续腰酸背痛也是肾脏病的早期信号之一，需要引起大家足够的重视，肾脏病的早期防治对肾脏病患者而言至关重要！

腿肿，一定是得了慢性肾脏病吗？

水肿是指皮下组织液体过量。水肿特别是腿肿是临床上很多疾病的常见症状，很多人认为腿肿是因为肾脏不好，其实，腿肿的原因有很多，不同疾病引起的肿胀常伴随有其他症状，也指向了不同的病因。在这一节，我们会对水肿特别是腿肿有关的常见疾病做简单分析和介绍。

（1）肾脏源性水肿

水肿是肾脏疾病的病症之一，肾源性水肿可见于各种类型的肾炎等肾脏病，一般水肿从脸开始，其主要特征是晨起有眼睑及颜面部水肿，严重时可发展到下肢甚至全身中重度水肿，此类水肿常伴有尿液异常（血尿、蛋白尿等）、高血压及肾功能异常等。

（2）心源性水肿

心源性水肿主要表现为心力衰竭，多从脚肿开始，下午及晚间会加重，水肿呈对称性、凹陷性。水肿的程度因心力衰竭程度不同而不同，并且随着心力衰竭程度的加重而加重。水肿可自轻度腿肿发展到严重的全身水肿，通常伴有心慌、胸闷、气急及喘息等症状，体格检查可见颈静脉怒张、肝脏增大、胸腔积液及腹水等。

（3）肝源性水肿

各类肝脏疾病较严重时（失代偿期）出现肝硬化，常常首先表现为腹水增多，但早期腹水量不大，不易被发现。因此，首先被发现的往往也是脚肿，并向上蔓延，但头面部及上肢水肿较为少见。

（4）营养不良性水肿

部分老年人、胃肠功能弱及慢性消耗性疾病的患者，若饮食不调或能量消耗大等，会导致蛋白质摄入不足、吸收不良、能量消耗过多等，最后引起明显营养不良、低蛋白血症。当血浆蛋白减少时，血浆胶体渗透压降低，导致组织间水分增多，从而出现全身浮肿，或伴有胸腔积液及腹水。

（5）其他引起腿肿的原因

此外，引起腿肿的原因还有不少。例如，甲状腺功能亢进或减退会引起腿肿或全身肿，一般表现为非凹陷性水肿，也就是用手按下去没有凹陷；如果一侧肢体突然肿胀、疼痛、行走时疼痛加剧，要警惕静脉血栓栓塞症；部分降压药物如钙通道阻滞剂导致的水肿，多以双足脚踝肿为主，长期口服糖皮质激素、雌激素、雄激素及胰岛素等药物，其副作用也有水肿；过度劳累、长期站立或运动过少，在少部分人身上可引起下肢一过性轻度水肿，改变生活、工作方式后即可恢复。

总之，当出现水肿或腿肿时，不要过度紧张，建议及时到医院进行相关检查，找出原因后采取有效措施，对症下药。

三、为什么会得
慢性肾脏病？

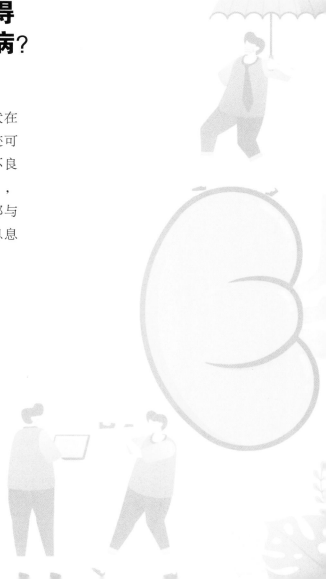

慢性肾脏病悄悄地潜伏在人群中，但并不是毫无踪迹可寻的。日常生活中的很多不良习惯、所谓的"小毛小病"，经常被我们忽视，但它们都与慢性肾脏病的发生、发展息息相关。

慢性肾脏病喜欢找上谁？

慢性肾脏病常常来无影，却不会去无踪，可谓"沉默的杀手"，暗中威胁着我们的健康。不少患者是通过体检或在其他疾病诊治过程中发现自己患有慢性肾脏病的。这里我们就来聊聊哪几类人群更容易得慢性肾脏病，这几类人群该如何及时发现肾脏问题，以及如何防范肾脏病的发生与发展。

（1）"四高"人群

我们常说的"四高"是指：高血压、高血糖、高血脂、高尿酸，这在中老年人群中比较多见。

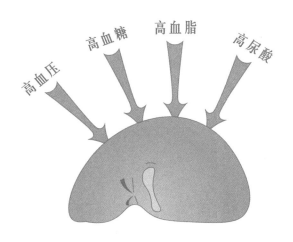

我们都知道这"四高"可以引起冠心病、心梗、脑出血、脑梗等心脑血管疾病，其实它也会引起慢性肾脏病的发生并加重慢性肾脏病病情。确诊高血压病、糖尿病、痛风等病的患者，应该做到控制饮食（避免高盐、高脂、高嘌呤饮食）、适当运动控制体重（不要太胖也不要太瘦）和必要时进行药物治疗，如经济条件允许，自

备血压计监测血压，自备血糖仪监测空腹血糖及餐后 2h 血糖，定期到内分泌科、心内科或肾内科等门诊复诊，将血压、血糖、尿酸控制达标，并定期复查尿常规及肾功能。体检刚发现血压、血糖、血脂、尿酸等指标升高的患者，应该及时参照体检报告到相应科室就诊，明确诊断结果并及时治疗。

（2）患有自身免疫性疾病或肿瘤等病的人群

风湿科医生诊治的自身免疫性疾病，比如系统性红斑狼疮、系统性血管炎及过敏性紫癜等，常损伤到身体多个部位及脏器，其中就包括肾脏。其他一些风湿性疾病，如干燥综合征、硬皮病、多发性肌炎及皮肌炎等，虽然相对少见，但是也可以损伤肾脏。有的患者由于得了风湿性疾病或痛风等，出现关节或肌肉疼痛，长期不规律地服用止痛药物，造成了肾脏的损伤。

恶性肿瘤也与肾脏损伤有着密切的关系，比如由肿瘤引起肾脏损伤（继发性膜性肾病、多发性骨髓瘤等）的患者通常会因为尿中泡沫增多或是水肿而到肾内科就诊。随着医学的发展，恶性肿瘤的诊治技术进步很快。在肿瘤治疗过程中，肿瘤细胞快速增长或者化疗后肿瘤细胞大量坏死，可能会引起急性肾衰竭，或者化疗药物本身的毒性带来肾脏损伤。

因此，自身免疫性疾病、恶性肿瘤等病的患者，除了在相应科室随访和诊治原发病之外，还要定期尿检并检查肾功能，明确有无肾脏损伤。

（3）长期服用偏方及秘方治疗疾病或调理身体的人群

很多得了慢性病的人喜欢用偏方及秘方治疗疾病或调理身体。中医药是我国传统医学中的瑰宝，但民间偏方及秘方可不是正经的"中医药"。骗子们利用人们对健康的重视及得病后担忧、焦虑，急于根治的心理，打着"调理身体""治愈疾病""有病治病，没病强身"的幌子，售卖成分不明的偏方、秘方，或者对功能性"理疗"器具夸大其词。这些偏方、秘方不能治病，也不能强身健体，在延误疾病治疗的同时，有的甚至含有损伤肝脏、肾脏的成分，长期服用，反而损伤肝肾。因此，如果真的想通过中医来治疗疾病或调理身体，千万不能病急乱投医，要在正规的中医院看病，服用正规的中药。此外，千万不要为了各种养生目的胡乱吞服鱼胆和蛇胆等。

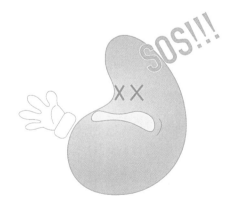

（4）有肾脏病家族史、先天性肾脏疾病的人群

有的肾脏病是基因遗传性疾病，比如多囊肾、遗传性肾炎

（Alport 综合征）、法布里（Fabry）病等。有的肾脏病虽然没有被明确认定为遗传性疾病，但是的确存在家族里多人染上同一种肾脏病的现象，比如家族聚集性 IgA 肾病。还有先天性肾脏结构异常，如马蹄肾、髓质海绵肾、重复肾畸形及先天性孤立肾等。近亲患有肾脏病或先天性肾脏结构异常的人群也是慢性肾脏病的高危人群，因此，有上述情况的人群也应到肾脏内科及时咨询，以免延误肾脏病的发现与诊治。

　　除了上述情况外，有慢性肾盂肾炎、反复肾结石、乙肝等基础疾病的患者，长期熬夜、吸烟的人群也容易得慢性肾脏病。总的来说，慢性肾脏病是有迹可循的，只有不放过任何蛛丝马迹，在积极治疗相关疾病的同时，定期复查肾功能，不擅自用药、胡乱用药，避免接触毒物，我们才能远离慢性肾脏病，拥有健康的肾脏。

2 胖胖的朋友们，小心肾脏出问题

案例 身材魁梧的王先生最近参加单位组织的体检，看到检查结果之后愣住了，自以为年轻体壮的他，检查报告上却堆满了箭头，生化结果显示高血脂、高尿酸、高血糖，血肌酐含量为110 μmol/L，尿常规显示尿蛋白"1+"。他心想自己才20多岁，平时能吃能喝，没觉得有什么毛病，检查报告上怎么会有这么多问题呢？带着这些疑问，他拿着检查报告急急忙忙地来到医院。

来到肾内科门诊后，小王对医生说，自己是做销售工作的，平时应酬较多，喝酒是常事，身材逐渐走样，啤酒肚也是这几年出现的。医生首先给小王测量了血压，血压显示为150/90 mmHg（1mmHg=133.322Pa），接着询问了他的身高和体重，计算出体重指数高达30.86 kg/m²。

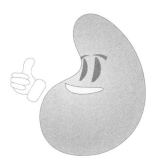

医生告诉小王，肥胖及其带来的高血压、高血糖、高血脂、高尿酸血症等问题，已经造成了他肾脏的损伤。听了医生的话，小王感慨，自己不知晓肥胖的危害，忽视了肥胖所带来的问题，而肾脏病的出现给自己敲响了警钟。他听从医生的建议，通过调整生活方式、规律服药等，将血糖、血压、血脂、尿酸水平控制在正常范围内。现如今，他定期在肾内科门诊复诊，肾脏情况也被控制得很好。

门诊上像小王这样的患者并不少见，他们大多有以下几个特点：年纪不大，肥胖，饮酒，同时伴有高血压、高血糖、血脂异常、高尿酸等。这些情况往往因得不到重视，而悄悄地损伤着肾脏。肾脏损伤一旦发生则不可逆转，只能通过调整生活方式如减肥、戒酒，以及控制血压、控制血糖、调整血脂、降低尿酸水平等来延缓肾脏的损伤进程，其中，患者的自我管理和定期随诊至关重要。这里我们好好聊一聊肥胖与肾脏病的关系。

（1）我们怎么判断自己有没有肥胖？

所谓肥胖，是指可能导致健康损害的异常或过多的脂肪堆积。过去，人们将肥胖作为一种社会现象和生活方式进行控制和干预，近年来，许多专家和组织提出将肥胖列为一种疾病状态。目前医学上主要通过体重指数（BMI）、腰臀比、体内脂肪等指标来测定。其中最常用到的是 BMI。BMI 是国际上通用的衡量人体肥胖程度和是否健康的重要标准，计算方法为 BMI = 体重（公斤）÷ 身高（米）÷ 身高（米），中国人的 BMI 标准为：BMI < 18.5 为低体重，BMI 在 18.5 ~ 23.9 时为正常体重，BMI ≥ 24 即为超重。

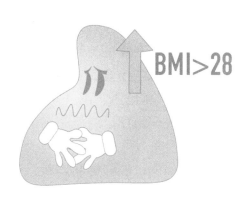

BMI>28

其中，BMI 在 24～27.9 为肥胖前期，BMI ≥ 28 为肥胖。同时，腹围也是评估肥胖的指标之一，以中国人的标准来看，成年男性的腹围应该小于 85 cm，而成年女性的腹围应该小于 80 cm。

（2）肥胖给我们的身体带来了哪些危害？

肥胖不仅仅是体重、体态臃肿，而且会引发各种慢性并发症，甚至缩短寿命。首先，过度肥胖会加重身体各器官的负荷，导致日常的行动缓慢、慵懒，肥胖者常感乏力气短、活动困难、关节疼痛，有时还会出现下肢浮肿等，甚至有的严重肥胖者会失去生活自理能力。缺乏运动锻炼的人往往更容易出现肥胖，而越肥胖越懒得去运动，形成恶性循环。其次，目前认为肥胖与代谢综合征关系密切，肥胖被认为是代谢综合征发病的始动因子。代谢综合征是一组以肥胖、高血糖、血脂异常、高血压等聚集发病，严重影响机体健康为表现的临床症候群，也就是我们通常说的"三高"。这些因素相互影响，直接或间接促成了肾脏疾病的发生。严格意义上来说，并不存在"健康的胖子"，所以不要等到肾脏或其他器官出了问题才想到去控制体重。

（3）肥胖引起肾脏疾病后该怎么办？

肥胖引起的肾脏损伤，即肥胖相关性肾脏病，以肥胖为独立致病因素，常隐匿起病，患者多在体检时发现尿检异常而就诊，主要表现为蛋白尿、高脂血症、高血压、BMI 增加、糖耐量异常等，可缓慢进展至终末期肾衰竭。治疗以降低尿蛋白、保护肾功能、延缓肾功能减退进展为主要目的，而控制体重是治疗此病的关键。肥胖相关性肾病须引起足够重视，争取早期诊断、早期治疗，以期促进肾功能的恢复。体重超标越厉害，越难以自我控制，必要时需要依靠营养科、内分泌科甚至普外科协同作战才能控制达标。

　　按现在的观点来看，胖不是瘦的对立面，而是健康的对立面。远离肥胖所致肾脏疾病的第一步，从控制体重开始，坚持健康饮食、适度运动，必要时配合药物治疗，定期复诊，在医生的指导下及时调整。让我们携起手来共同努力，共同维护肾脏健康。

糖尿病的朋友看过来

随着居民生活水平的逐渐提高，糖尿病也成了许多老年人群还有肥胖人群的常见基础病，各种关于控制血糖及管理饮食的知识也逐渐变成常识，但是关于糖尿病和肾脏疾病的相关知识仍然鲜为人知。近年来，糖尿病肾病的发病率也随着糖尿病患者的日益增多而逐渐升高，大约 20%～40% 的糖尿病患者会发展为糖尿病肾病，而这种病变是隐匿性的，他们往往到了血肌酐含量升高的晚期才发现自己已经患上了糖尿病肾病。

（1）如何在早期就发现糖尿病引起的肾脏损伤？

糖尿病患者如果在日常监测血糖的过程中发现自己的血糖控制得不太好，或者身体出现了一些不适，甚至在刚发现患上糖尿病时就已经出现了各种不适，比如两条腿对称性的水肿、尿中泡沫的出现及夜尿的增多。更有甚者会出现糖尿病引起的其他器官损伤，比如视物模糊、两腿出现麻木或者乏力不能行走等症状。这就提醒广大糖尿病人群，可能是糖尿病微血管出现病变，这个时候就需要去肾内科的门诊排除糖尿病肾病的可能性。

其实糖尿病肾病患者早期只有微量白蛋白尿，肾脏受损比较轻微，因此大部分没有双下肢水肿、尿中泡沫增多及夜尿增多等表现。这时有一个简单又便宜的化验能够帮助糖尿病患者及早发现自己是否有微量白蛋白尿，明确自己是否存在糖尿病肾病的可能，这个化验就是尿微量白蛋白／尿肌酐这一比值的测定。

（2）到医院需行哪些检查来确诊糖尿病肾病？

糖尿病患者即使没有症状，每年也要查尿常规、尿微量白蛋白／尿肌酐、双肾 B 超、生化全套等。当有了以上症状中的一项或者多项，就更应该去当地的正规医院做一些检查来明确是否存在肾脏损伤。如果糖尿病患者没有及时发现这些肾脏损伤的早期表现，长期血糖控制差，引起肾脏损伤持续加重，那很可能会出现肾功能减退，这时候就需要检查肾功能，估算肾小球滤过率，并且需要通过超声检查来关注双肾的大小和结构，评估疾病进程。

糖尿病患者的肾脏损伤，除了糖尿病引发的肾脏病以外，还可能是糖尿病合并其他肾脏疾病，比如膜性肾病、IgA 肾病等，糖尿病和肾脏疾病几乎同时被发现的患者，尤其需要排除患其他肾脏病的可能，这就需要做一些对糖尿病其他并发症的排查，比如通过眼底检查来明确有无糖尿病眼底病变，还有一些排查其他肾脏病的化验，比如抗核抗体、抗磷脂酶 A2 受体抗体等，必要时甚至需要做肾活检来辅助诊断。

（3）糖尿病肾病需要定期随访和复查，及时调整用药方案

在糖尿病肾病的早期，尿常规可能没有明显异常，因此，定期复查尿微量白蛋白／尿肌酐这一比值，从而早发现肾脏病变就显得尤为重要。如果已经发现自己患上糖尿病肾病，及时就诊和用药干预就成为当务之急，切莫拖到面色蜡黄、全身乏力的时候，才去关心血糖及肾脏情况。许多人会在门诊上提出这样的问题："我吃了那么多药，血肌酐含量为什么还是在上升？是不是药没用？"答案当然是否定的。一方面，对于糖尿病肾病这种慢性病，血肌酐含量一旦开始升高，一般是不会恢复到正常值的，这也体现了早期发现糖尿病肾病的必要性。另一方面，用药只能维持或延缓肾病的进展，有一定的波动很正常，换言之，医生用药是为了延缓糖尿病肾病的发展，遵医嘱而规律用药的患者也许 10 年、20 年都可以病

情很稳定，而不随访、不复查、乱用药的患者，通常在 1 年甚至半年内就可能会发展为尿毒症，只能靠透析治疗维持生命，悔之晚矣。

（4）糖尿病患者如何有效地防治肾脏损伤？

首先控制好血糖及血压，做到糖化血红蛋白 < 7%，空腹血糖 5.0 ~ 7.2 mmol/L，睡前血糖 6.1 ~ 8.3 mmol/L。控制血压要做到尿微量白蛋白 / 尿肌酐 ≥ 30 mg/g，血压 < 130/80 mmHg；尿微量白蛋白 / 尿肌酐 < 30 mg/g，血压 < 140/90 mmHg。定期监测血糖和血压，如果出现血糖波动太大和血压骤然升高的现象，须及时就诊和调整用药方案。其次，注意饮食控制，适当运动。再次，需要定期检查尿微量白蛋白 / 尿肌酐及肾功能，及时发现肾脏损伤，并且在出现肾脏损伤后，积极治疗。若肾功能水平正常，则重点在于减少尿蛋白；若出现血肌酐含量升高、肾功能下降的情况，则重点在于维持肾功能稳定，必要时透析治疗。最后，糖尿病患者正视并认真对待自己的病情是最关键的，希望每一个糖尿病患者都可以警惕肾脏并发症的发生！

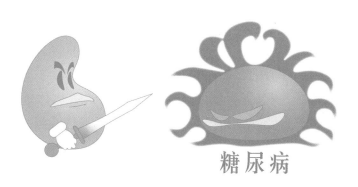

糖尿病

年纪轻轻怎么就得了高血压？

案例　小李刚工作两三年，最近半年，她早起后照镜子经常发现自己眼睑处有很明显的水肿，尿中有久久不能消散的泡沫，有时还会感觉自己昏昏沉沉的，人也没什么力气。这些症状持续了半年也不见好转。医生询问了她相关的病情，并给她测量了血压，翻看小李以往的体检报告，发现一年前她的尿常规检查中尿蛋白为"1+"，但当时她没有太重视。医生再询问她家人的情况，发现没有人患有高血压。医生告诉小李，她的血压为 156/92 mmHg，以前体检的时候尿蛋白为"1+"，尿液也常有持续不散的泡沫，且伴有水肿，很可能是肾脏出了问题，这次血压的升高也可能与肾脏有关，但需要更多的检查来明确诊断。医生建议她查一下尿常规、血生化和双肾及输尿管的 B 超。

我们时常认为血压升高是老年人容易出现的毛病，现如今高血压越来越年轻化了，年轻人明明身体器官都没老化，怎么就得了高血压呢？

（1）年轻人的高血压是什么引起的？

高血压常分为两类：一类是原发性的，就是找不到引起它的原因，往往和遗传及生活作息等有关；还有一类是继发性的，由其他疾病引起，像肾性高血压就是其中之一。年轻人的高血压最常见的原因是肾脏疾病，包括肾脏血管狭窄、慢性肾炎等，需要 B 超、造影等检查来明确是由哪种肾脏病引起的。

以小李为例，小李的双肾及输尿管的 B 超没有看到异常，没有血管的狭窄、栓塞等，很可能不是肾血管性高血压。她的尿蛋白

慢性肾脏病知识丛书

为"3+"，尿红细胞为"2+"，结合她的症状及血压测量结果，很可能是肾炎引起的高血压。

那么她会不会是本来就有高血压，肾脏病是由高血压引起的呢？这种可能性比较小。原发性高血压确实也会引起肾脏等器官的损伤，但这些器官的损伤常常在高血压发生10多年后才会出现，常见于中老年人，而小李是一位20多岁的年轻小姑娘，且肾脏损伤早于高血压症状的出现，因此这种可能性比较低。

（2）高血压对身体有什么危害？

高血压会对肾脏、心脏等很多器官造成损伤。在肾脏方面，高血压导致夜尿增多，肾脏功能下降，很多有害物质不能被排出体外，最终演变为尿毒症。在心脏方面，高血压可能使患者出现胸闷心悸、心肌肥厚，心脏泵血的能力下降，甚至可能引起心梗。在神经系统方面，患者可能出现头晕、头痛，严重的可能出现中风。在眼部，高血压致使患者出现眼底的出血和视盘的水肿。本例中的小李就是出现了头晕等高血压症状，另外，她的尿蛋白数值的升高也可能与高血压一起，进一步损伤肾脏器官。

高血压会增加全身血管的压力，引起动脉的硬化，损伤很多器官，因此，早预防、早治疗十分重要。

（3）年轻人该如何防治高血压？

那么，年轻人该如何预防高血压呢？首先，要健康饮食，养成良好的生活习惯。日常盐的摄入量要控制在 5 ～ 6 g/d；肾功能正常的人可以多吃香蕉、菠菜等富含钾的蔬果；戒烟限酒；作息规律，保证足够的睡眠，适度锻炼。此外，我们还需要定期体检，重视自己身体的"预警"，以做到早诊断、早治疗，防止病情继续进展乃至发展到难以控制的程度。

一旦发现了高血压，我们又要怎么治疗呢？主要是治疗原发病，也就是针对肾脏疾病等的治疗。如果是血管狭窄，可评估病情后决定是否进行手术治疗；如果是肾实质的病变，根据病情决定治疗方案，包括降低尿蛋白、尿红细胞，必要时可使用免疫抑制剂来治疗。除了治疗原发病外，我们还需要降低血压，以减轻肾脏的负担。这些治疗方案主要是医生根据病情及引起疾病的原因来制订的，所以患者一定要遵循医嘱来用药，定期监测血压，控制血压目标如下：尿微量白蛋白 / 尿肌酐 ≥ 30 mg/g 的患者，则血压 < 130/80 mmHg；尿微量白蛋白 / 尿肌酐 < 30 mg/g 的患者，则血压 < 140/90 mmHg。

总而言之，当发现血压升高，患者需要及时就医，做相关检查来明确血压升高的原因，并遵医嘱进行治疗。高血压的年轻化提醒我们，年轻人也是高血压的患病群体，不能掉以轻心，平时应该规律作息，健康饮食，定期体检。肾脏疾病是年轻人高血压的常见原因，因此体检时也应注意监测血肌酐、尿蛋白等肾脏的指标，以明确病因，帮助诊断与治疗。

5 慢性肾脏病是由高血压引起的吗？

案例 1 　心内科诊室里坐着一位 17 岁的小伙子，旁边站着他焦急的母亲，母亲问医生："医生啊，我们家儿子还小呢，为什么已经有高血压了啊？"随后医生询问了小伙子既往的病史，小伙子说去年的体检显示有尿隐血和蛋白尿，今年体检量血压的时候就发现血压高了。医生随后便建议他去肾内科就诊了。

案例 2 　隔壁肾内科诊室坐着一位老爷子，他问："医生啊，我最近晚上上厕所次数变多了，尿里有不少泡沫。"医生看了看病历问："以前有高血压或者糖尿病吗？控制得怎么样？"老爷子直点头："有的，我有高血压，已经 20 多年了，药也吃的，血压还可以吧，上压 150，下压九十几。"医生摇了摇头说："您在家里测的血压如果高于 130/80 mmHg，就说明血压没有控制好，高血压不好好控制很容易出现并发症，要每天监测血压。"

这是医院诊室里经常出现的场景，许多人对于肾性高血压及高血压引起的肾脏疾病这两种概念的认知比较模糊。高血压的判断标准是收缩压 ≥ 140 mmHg，舒张压 ≥ 90 mmHg。年轻小伙子的高血压病程较短，优先考虑为肾性高血压。肾性高血压，顾名思义，就是肾脏出现问题后引起的高血压，而那位高血压病史比较长的老爷子则更多地考虑为高血压引起的肾脏疾病。高血压性肾损伤与肾性高血压机制相反，肾脏长期受到高血压对血管的刺激，从而发生一些肾脏损伤，就会出现尿检异常。而我们发现自己有高血压和尿检异常的时候，应该如何判断到底是高血压引起的肾脏病，还是本身有肾脏病，从而引起了肾性高血压呢？具体有下面几点可供参考：

（1）患者年龄与高血压病史的长短

原发性高血压引起的肾脏病变通常发生在老年人群体中，他们得高血压时间长，甚至超过 10 年。肾脏病引起的高血压往往在青年群体中比较多见，肾脏病和高血压常常同时被发现，以前没有长期的高血压病史。

（2）尿检异常和高血压出现的先后顺序

如果患者既往体检发现自己有尿蛋白阳性、尿红细胞增多或者出现水肿等症状，并且近期开始出现血压升高，但没有其他基础疾病，那么肾脏病出现在高血压症状之前，患肾性高血压的可能性较大；如果患者既往有多年的高血压病史，近期检查发现尿检异常，或者出现一些肾功能减退的表现，如双下肢及颜面部水肿、夜尿（晚上睡觉后起夜排尿）次数增多等，那么可能是长期控制不佳的高血压导致了肾脏出现问题。

（3）心、脑等重要器官损伤及眼底病变

原发性的肾脏疾病引起的高血压通常比较难以控制，又称顽固性高血压，早期通常不会伴有其他器官的损伤，而原发性高血压人群的血压如果出现控制欠佳的情况，往往伴随有其他重要器官的损伤，如心功能的减退、眼底病变，以及脑血管的病变。

（4）超声等影像学检查

肾脏病引起的高血压根据病因可以分为肾血管性高血压和肾实质性高血压，通过超声或肾脏血管造影等检查，发现患者肾动脉狭窄，则可确诊为肾血管性高血压；若通过双肾 B 超发现患者双侧肾脏比正常体积要小，则说明肾脏疾病已经发生很长时间了，多为肾实质性高血压。

（5）肾穿刺活检术

当然，也有许多患者的病史不够明确，高血压及尿检异常出现的先后顺序不明显或者同时被发现，且有些原发性肾小球疾病患者的症状也比较轻，当出现两种疾病较难鉴别时，可以进行肾穿刺活检术。

那么，高血压性肾病患者需要注意哪些问题呢？首先，需要每日监测血压，记录血压控制情况，按时吃药，若血压控制稳定，可以 2～3 个月到医院复诊一次；如果血压波动较大，或者血压一直偏高，那就要至少 1 个月复诊一次，及时调整降压药用量。其次，患者到医院以后需要复查的项目有尿常规、尿微量白蛋白 / 尿肌酐、生化全套等，必要时可以测 24h 尿蛋白定量。无论是哪种高血压，降压达标是关键，理想目标是血压 ≤ 130/80 mmHg，至少 ≤ 140/90 mmHg 。

总而言之，要判断肾脏病是不是由高血压引起的，需要到正规医院进行相关辅助检查以辅助诊断，如果是肾脏病引起的高血压，须积极治疗原发病；而原发性的高血压则需要规律服药控制血压及监测血压，防止进一步出现肾脏并发症。

6 肾炎是肾脏发炎了吗？

案例　单位组织体检，小王看到自己的报告上出现了蛋白尿"2+"的异常指标，于是拿出去年的体检报告进行对比，原来去年就有了蛋白尿"1+"的异常。小王觉得这事不能耽搁，经过一番打听和咨询，挂了肾内科的号，决定去仔细检查并咨询医生，搞清楚这个是什么指标，碍不碍事，需不需要进一步治疗。

来到肾内科，医生翻阅了小王最近两年的体检报告，小王还年轻，只有35岁，没有糖尿病、高血压，家里也没有类似的患者。医生又让小王复查了尿常规、尿微量白蛋白、肾功能和超声等，最后医生给出结论：结合小王的临床表现和检查结果，小王得的是慢性肾炎。小王听了就很奇怪：肾炎？肾脏也会发炎吗？哪些算是肾炎呢？那需要用什么消炎药吗？和大部分初次听说慢性肾炎的患者一样，一连串的疑问从小王脑子里冒了出来。医生对小王的疑惑一一进行了解答……

（1）肾脏也会发炎吗？

最近几年，肾炎发病率无论是在年轻人群还是在老年人群中，都呈明显的增长趋势，因而引起了人们的广泛关注。那么肾炎究竟是怎么产生的呢？

如果你的身体受到了外来攻击（譬如感染了某些病毒或细菌），那么你的免疫细胞就会发挥作用，去对抗外来攻击，保护你的机体，避免产生疾病，这样对抗外来攻击的过程就是老百姓常说的"发炎"。而肾炎的产生并不是简单的"发炎"，而是由于免疫功能的紊乱：当免疫细胞识别到机体正面临着攻击，就会启动"杀敌"模式，如果误"杀"到了正常的肾组织，那么肾炎就产生了，也就是非细菌性炎症，因此，得了肾炎，一般不需要用抗生素。另外，一部分肾炎患者携带着遗传突变基因，遗传因素也是肾炎发生的重要原因之一。

（2）哪些算是肾炎呢？

与其他疾病不同，肾炎并不是一个独立的疾病名称，而是一大类疾病的总称。医生常说的"肾炎"，多指肾小球肾炎，目前大多数肾小球肾炎并不能够明确病因，被称为"原发性肾小球肾炎"。原发性肾小球肾炎又分为急性肾炎、慢性肾炎、隐匿性肾炎、肾病综合征和急进性肾小球肾炎。而其他的在本身已经有基础疾病（糖尿病、高血压、系统性红斑狼疮等）之上继发的肾小球肾炎被称为"继发性肾小球肾炎"，如紫癜性肾炎、狼疮性肾炎、乙肝病毒相关性肾炎、丙肝病毒相关性肾炎等。具体是哪一种肾炎，临床上根据患者具体情况判断，必要时得通过肾穿刺活检术来明确。

另外，有一种特殊的肾炎被称为肾盂肾炎，是一种感染性疾病，主要是由于细菌经过尿道逆行到肾脏引起了感染，少数是由于血行感染，即通过血液循环到达肾脏引起的炎症。尿路存在结石、狭窄等结构异常，或是妇女怀孕，都会更加容易诱发肾盂肾炎。

（3）得了肾炎后需要用消炎药吗？

由于肾炎的本质是免疫性疾病，大部分肾炎并不是由病原体（细菌、病毒）等直接引起的，所以在大部分肾炎的治疗过程中并不需要用消炎药。人们常说的消炎药通常指的是抗生素和抗炎药物两种。

抗生素是用来消灭病原体的药。肾盂肾炎等由病原体感染引起的炎症是需要通过服用抗生素来抑制的。但是我们常说的"慢性肾炎"不是由病原体感染直接引起的，不需要使用抗生素来控制感染。抗炎药物主要包括激素和非甾体类抗炎药，是用来减轻体内非病原体引起的炎症反应的药物。当肾炎处于活动期，或是一些表现为肾病综合征的肾炎，可能对于激素的反应良好，在治疗过程中可以根据实际情况决定是否加用激素治疗。激素的消炎和抗生素的消炎完全不同。所以说，不要乱用抗生素，听医生的话才能少走弯路，要正确认知疾病的发生与发展。

　　总的来说，尽管肾炎千差万别，病因却大致相似，大都是由于免疫功能的紊乱，而非简单的"发炎"。乱吃抗生素反而会加重病情。对于肾炎患者来说，生活习惯非常重要：低盐、低蛋白、低嘌呤饮食有助于减轻肾脏的负担。控制血压、血糖等对于肾炎患者的日常管理来说也非常重要。当被医生诊断为肾炎之后，及时就医、明确诊断是第一步，而不是盲目地看了"肾炎"的名字就自己乱买抗生素，自认为是"消炎"，却错过了肾脏病治疗的黄金时期。

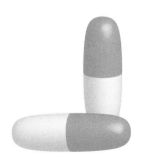

得了慢性肾脏病，还可以有"性"福生活吗？

案例 小李是一名慢性肾炎患者，今年32岁，这几年来一直口服药物，定期复查尿常规和尿蛋白，经过控制，蛋白尿一直维持在（1+）～（2+）的水平，血压、血脂等指标也一直在标准范围附近，生活与正常人没有太大的不同。直到有一天，小李无意间在电线杆上看到了一则小广告，上面赫然写着几个大字"男人肾不好，'性'福生活无处讨，要想重回威猛，请至××××"。这让小李非常惊讶又难以启齿，联想到最近晚上是有些睡不好，工作累了回到家里是有些"力不从心"，不由得对号入座了起来：莫非自己真受肾脏病的影响，进行正常性行为的能力也下降了？这让小李左右为难，去看病吧，似乎有些难为情；不去看吧，心里不免有些担心，要是真的因为自己的难为情而拖延了病情，延误了治疗，岂不是追悔莫及？小李选择了本地正规的三甲医院，想好好咨询医生自己是不是真的"肾虚"，肾脏病是不是真的会影响自己"那方面"的能力。

到了医院，医生对小李的问题给出了答案，打消了小李心中的顾虑。小李目前的尿常规、尿蛋白等指标都趋于稳定，尽管可能无法根治，但以目前的手段来说，长期控制应该不成问题。而小李关心的最近身体出现的疲劳、乏力等症状，可能是工作强度高、休息不足导致的，而与所谓的"肾虚""阳虚"等并没有直接关系。在自己休息充足、精力充沛的情况下，性生活也是可以正常进行的。可以说，任何不讲频率、强度，不分轻重，统统宣判肾脏病患者无法进行性生活的说法都是毫无科学依据的。

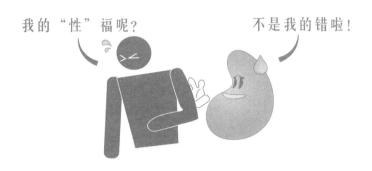

我的"性"福呢？　　　不是我的错啦！

（1）肾功能≠性功能

社会上存在大量把男性的肾功能和性功能混为一谈的说辞，对不了解实情的老百姓产生了极大的误导，把包括男性勃起功能障碍等很多性功能方面的问题都推给了"肾虚"，鼓吹要想拥有和谐的性生活需要"补肾"。而且很少有人清楚地了解内里实情，其实性生活质量与肾功能好坏并没有直接联系，肾脏病患者无须担忧，有性生活需求恰恰说明其身体状况及心理状态基本正常。肾脏病患者对于疾病的认知非常重要，由于肾脏位于后腰部，很多人将腰酸、腰痛默认为肾脏出现了问题，把自己腰痛、无法发力等情况统统归结于自己得了肾脏病。久而久之，开始相信所谓的"肾阳虚"，吃一些所谓的"补肾""补气"的"肾气丸""肾宝片"，而其中的副作用却难以明确，最终疾病的发展也无法预料。

（2）肾脏病对性功能会不会有影响呢？

对于大部分肾脏病患者来说，肾脏病并不会影响到正常的性功能。只要肾脏病处于平稳期和长期维持治疗的过程中，正常频率和强度的性生活并不会对疾病本身造成不利的影响。

但对于少数肾脏病患者来说，由于肾脏具有内分泌功能，会分泌一些激素类物质，以维持机体正常活动，因而对于病情正在活动期，或是病情仍不稳定，正在大量服药的患者，并不建议有高强度、高频率的性生活。一方面是因为在疾病的活动期，人本身就需要一个休息、放松的状态；另一方面是因为在用药治疗期间，患者可能也是心有余而力不足，毕竟精神状态、体力等也是影响性生活的重要因素，尤其是一些激素、免疫抑制剂等的使用都会对患者的精神状态产生一定的影响。进入肾脏病终末期的患者在生殖系统方面确实会受到疾病的一些负面影响：男性主要表现为性欲减退，勃起功能障碍、精子减少或精子缺乏等男性性功能缺陷；女性除了同样表现为性欲减退之外，由于尿毒症毒素的积累，还会出现月经紊乱、月经过多、闭经，或是不孕等。

（3）肾脏病患者在过性生活时有什么注意事项呢？

对于肾脏病患者来说，性生活应适当、温和，避免过于频繁和激烈，以免疲劳加重疾病的发展。

心理方面，肾脏病患者需要正视问题，而不是对疾病讳莫如深，一定要充分理解疾病，缓解思想压力，这对正常性生活很有帮助。

总而言之，肾脏病需要被理性地思考、理性地看待，具体问题具体分析，必要的时候可以咨询男科医生，共同找到解决问题的方法，从而找到通往"性"福的道路。

哪些肾脏病会影响下一代？

案例 老王腰疼了十几年，最近疼的次数越来越多，也越来越严重了，这不今早陪小孙子玩的时候被撞了一下，突然感觉腰疼得厉害，并且上厕所时发现小便像血水一样，这下老王慌了，赶紧来医院检查。

医生询问了老王的情况并翻看了他以前的体检报告，发现血压为 150/100 mmHg，尿常规提示尿隐血"1+"、尿蛋白"2+"，彩超提示"双肾增大伴多发囊肿，肝脏多发囊肿"。进行腹部触诊时发现可以摸到老王的肾脏表面不光滑、有结节，按压的时候疼痛明显。老王也回忆母亲早年过世，过世前确实有肾脏病，具体病症不太清楚。医生告诉老王，根据病史、以前体检的情况和查体的结果，考虑是一种常见的遗传病——多囊肾，由于今天被撞了一下，可能囊肿破裂出血了，还需要让有血缘关系的家人也查一下腹部及肾脏彩超、尿检等。

其实像这种遗传性的疾病在我们生活中比较多见，只是它们各有各的特点，有些表现典型，容易被发现，有些则比较隐匿，常常被人们忽视，直到病情严重时才被发现，就像老王的多囊肾一样。

那到底有哪些肾脏病会被遗传给我们的后代呢？

在肾脏疾病中，多囊肾、遗传性肾炎、薄基底膜肾病、先天性肾病综合征、法布里病、指甲－髌骨综合征及遗传性肾小管疾病（家族性肾性糖尿、胱氨酸尿等）都会被遗传给我们的后代。

这里我们主要以较为常见的遗传性肾病多囊肾、遗传性肾炎和薄基底膜肾病为例，讲讲怎么去发现这些常见的遗传性肾脏病。

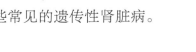

（1）多囊肾

多囊肾分为两种，一种是常染色体显性多囊肾（ADPKD），多见于成年人，约500～1 000人中就会有一例；另一种是常染色体隐性多囊肾(ARPKD)，以儿童发病为主，比较少见，约2万个新生儿中有一例。我们平时常说的"多囊肾"指的是第一种，它一般有以下几个特点：

① 有家族遗传史。该病几乎是代代相传的，父母一方有病，子女有50%的可能发病，在家族中可以看到多人发病，通过做彩超或者CT可以进行筛查。

② 大多早期症状不明显,患者成年后逐渐发病,且随年龄增长,囊肿逐渐增多，病情逐渐加重。可能会出现腹部肿块（严重时自己可以摸到）、腰疼、尿中有血、尿中有持续不消退的泡沫、血压升高、尿路感染等症状。

③ 彩超或者CT检查不仅可以发现肾脏有多个囊肿（≥3个），而且可以发现肝脏、脾脏、胰腺、卵巢等器官的囊肿。

④ 需要与单纯的肾脏多发囊肿做鉴别，一般后者症状轻、囊肿生长速度慢，单独发生，没有家族聚集性。

那发现常染色体显性多囊肾后该怎么治疗呢？

其实它是基因突变导致的遗传病,目前还没有特效的治疗方法,但我们可以通过以下方法来延缓或预防疾病的进展。

① 尽量避免腰腹部受伤，避免剧烈运动及重体力劳动。

② 一定要定期复查，了解囊肿的情况。

③ 不要听说是肾脏病就乱吃药，比如什么偏方、秘方之类的，不然不仅无法治病，反而可能会损伤肾脏，加重病情。

④ 当病情加重或出现并发症时，要根据医生的指导吃一些控制血压、缓解疼痛、止血、抗感染等的必要的药物。

⑤ 也有一些药物能控制囊肿，不让它变大，如托伐普坦片，需在医生指导下使用。

（2）遗传性肾炎

遗传性肾炎也是基因突变导致的疾病，患者除了有家族史外，体检还可以发现尿隐血或尿蛋白阳性，生活中有时可以看到尿中带血、尿中出现泡沫等情况，有些患者还会出现听力下降、两个耳朵的听力不一样、近视、看东西模糊的情况，随着年龄的增长，病情也会逐渐加重，出现全身水肿、尿量变少、恶心、血压高、听力丧失、看不清东西等症状。可以通过去医院进行肾活检、纯音测听、眼底检查，以及肾脏或皮肤活检组织的Ⅳ型胶原染色来确诊。目前没有特效的治疗方法。

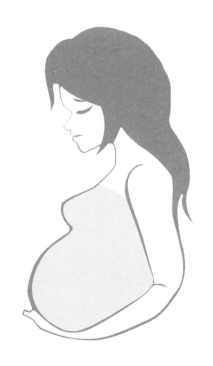

（3）薄基底膜肾病

薄基底膜肾病以前也被称为"良性家族性血尿"，除了有家族史外，患者大多没有其他特征，体检时才会发现尿隐血阳性，部分患者还会伴有蛋白尿，通常预后良好。

慢性肾脏病知识丛书

但也需要定期复查，监测血压和肾功能。

　　总之，这些遗传性肾脏病很可能会被遗传给下一代，没有特效的治疗方法，因此如果父母长辈或家族中有血缘关系的亲戚被诊断了这些肾脏病，要主动去医院体检排查自己是不是也有肾脏疾病，及早发现，及早治疗，必要的时候甚至可以进行肾穿刺活检术或做基因检测来明确是不是有遗传性肾脏疾病。遗传性肾病患者在备孕前可以找医生进行生育咨询，女性患者在怀孕过程中要严格遵循医生的指导。

四、教你看懂与肾脏相关的检查报告

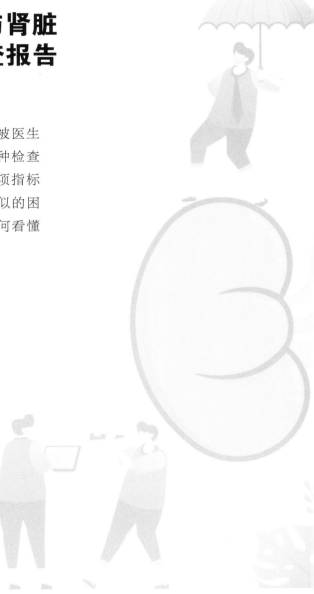

　　来看肾脏病的患者，会被医生建议做一系列检查。虽然各种检查报告在手，但经常不知道各项指标是什么意思。如果你也有类似的困惑，就跟我们一起来学习如何看懂自己的肾脏检查报告吧！

1 体检报告出现哪些问题时我们需要去看肾内科医生？

案例 王阿姨买菜时，邻居李阿姨和她聊天说："王姐，你最近脸色不大好嘛。"王阿姨说："唉，大半年一直这个样子，还没有力气，有时候脚还有点肿呢。"一起聊天的陆大爷听到了，顺口道："小王，你别是肾脏有问题啊。以前一起打牌的老唐一开始也是这样，后来去医院查，医生就跟他说是肾脏不好了，还蛮严重的。你也去医院查查吧。"王阿姨回答："我这几年都有体检的，小便有加号，不过也没觉得有什么不舒服，就没去看。看来是得去医院看看了。"后来王阿姨去肾内科看病，医生询问病情并翻阅了王阿姨这几年的体检报告，发现尿常规一直提示尿蛋白"2+"，5年前王阿姨的血肌酐含量是 78 μmol/L，后来几年血肌酐含量逐渐上升，去年王阿姨的血肌酐含量是 196 μmol/L。医生随后告诉王阿姨，她得这个肾脏病至少有 5 年了，由于长时间的不治疗，现在肾功能已经逐渐下降，初步诊断是慢性肾脏病，还有了一些并发症。

　　随着生活水平提高，大部分人都会定期体检，有的是单位安排，有的是社区安排。由于大部分肾脏病没什么特异性表现，早期不影响人们的日常生活，因此即使年年体检，还是有一些人会忽略了肾脏疾病。

　　那么体检报告出现哪些问题时需要去看肾内科医生呢？下面就结合王阿姨的情况来聊一聊。

（1）看尿常规

　　以王阿姨为例，她知道体检报告提示小便有"+"就意味着尿常规是异常的。这是一个尿常规的报告单（图 2），可以看到在"尿

蛋白质"这一项后面是"2+"，这是比较直观判断蛋白尿的
一个指标。一般来说，尿隐血、尿亚硝酸盐、尿酮体、尿糖及
白细胞酯酶等指标均以"+（阳性）"或"-（阴性）"来表示，
尿比重、尿酸碱度、红细胞、白细胞、细菌及各种管型等指标
则以数字来表示，异常指标常有"↑"标记。临床医生可以通
过尿常规对患者情况有一个初步了解，比如，慢性肾炎患者常
有尿蛋白、尿隐血阳性和红细胞升高，泌尿道感染患者常有白
细胞酯酶阳性、尿亚硝酸盐阳性或者白细胞、细菌指标升高。
如果只是单纯的尿隐血"+"，其他指标均无异常，则不足以
诊断慢性肾炎，所以不用过分担心。

苏州大学附属第一医院检验报告单
THE FIRST AFFILIATED HOSPITAL OF SOOCHOW UNIVERSITY LABORATORY REPORT

尿液检验

姓名NAME:		性别SEX:		年龄AGE:	标本SPECL: 尿液	检验号LAB NO:
科别DEPT.:		床号BED NO:		住院号I.P.NO:	临床印象CLI.IMP:	

代号	项目名称	结果	参考范围	单位	代号	项目名称	结果	参考范围	单位
COLOR	尿色	淡黄	淡黄色	/	GRAN	颗粒管型	0.00	0--0	个/ul
CLA	浊度	清亮	清晰	/	RBCT	红细胞管型	0.00	0--0	个/ul
BLD-U	尿隐血	1+	隐性	mg/dL	WBCT	白细胞管型	0.00	0--0	个/ul
BIL-U	尿胆红素	隐性	隐性	mg/dL	FATC	脂肪管型	0.00	0--0	个/ul
URO-U	尿胆原	Normal	Normal	mg/dL	WAXY	蜡样管型	0.00	0--0	个/ul
KET-U	尿酮体	隐性	隐性	mg/dL	CAOX	草酸钙结晶	0.00	0--0	个/ul
PRO-U	尿蛋白质	2+	隐性	mg/dL	URIC	尿酸结晶	0.00	0--0	个/ul
NIT-U	尿亚硝酸盐	隐性	隐性		UNCX	其它结晶	0	0--0	个/ul
GLU-U	尿糖	隐性	隐性	mg/dL	N-TS	吞噬细胞	0	0--0	个/ul
PH-U	尿酸碱度	6.0	5.0-8.0		ZJ-U	真菌	0.00	0--0	个/ul
SG-U	尿比重	1.017	1.005--1.030		FJXJJ	非晶形结晶	0.00		
LEU-U	白细胞酯酶	隐性	隐性	WBC/uL	复检结果:				
RBC	红细胞	0.00	0--4.5	个/ul	镜检HYAL	镜检透明管型	0-3	0--1	个/LP
WBC	白细胞	0.00	0--5.75	个/ul					
BACT	细菌	0.00	0--17	个/ul					
SQEP	鳞状上皮细胞	0.00	0--3.41	个/ul					
MUCS	粘液丝	59.27 ↑	0--28	个/ul					
HYAL	透明管型	见复检结果		个/ul					

备注NOTE: 尿蛋白（定性）已用磺基水杨酸法复检。

※本报告仅对所测标本负责

采样时间COLLTEC TIME:	接收时间RECV TIME:	报告时间REPORT DATE:
医师DOCTOR:	检验者EXAMINOR:	审核发布者CHECKER:

图2　尿常规报告单

因此，当人们看到尿常规中有指标标记"+"或者"↑"时，可能意味着肾脏出了问题，需要去看肾内科医生做进一步诊治。

（2）看肾功能

我们通常通过看体检报告中抽血化验提示的血清尿素、血肌酐及血尿酸的数值变化来判断肾功能的好坏。以王阿姨为例，肾内科医生就是通过她5年来体检报告中的血肌酐数值变化发现她肾功能在逐渐下降。血肌酐数值高于正常范围的高值（在该数值后面可能有"↑"标记）常常意味着肾功能下降。血清尿素与血尿酸水平跟血肌酐水平有着密切的联系，因此肾功能下降的人，这两个数值常常也会升高。

那血肌酐数值在正常范围内，肾功能就一定是好的吗？当然不是。血肌酐数值接近正常高值的人，也需要警惕患肾脏病的可能，尤其是广大女性。大部分女性肌肉不发达，因此一般来说女性的血肌酐水平低于男性。若碰到血肌酐数值接近正常高值的情况，就需要及时去医院咨询，结合尿常规结果来判断肾功能是否异常。

那血肌酐数值略高于正常高值一定意味着肾功能下降吗？也不是。部分青壮年男性长期健身增肌，有的热衷于在做无氧运动的同时进行高蛋白饮食，因此肌肉发达，这也会导致血肌酐数值可能略高于正常高值，但是肾功能是正常的。

那血清尿素、血肌酐或血尿酸数值低呢，这也是肾功能不好吗？其实这种情况也不少见，常见于营养状态欠佳、营养不良或是节食减肥人群。

因此，碰到体检报告中反映肾功能情况的这些数值升高、降低或是很接近临界值时，也可能意味着肾脏出了问题，需要去看肾内科医生进一步诊治。

（3）看泌尿系统超声

大多数人在看到体检报告中泌尿系统超声结果提示有肾结石、肾囊肿、多囊肾、重复肾畸形、孤立肾或马蹄肾等异常时，都会去找肾内科医生复查一遍。但是对于一些泌尿系统超声没有明确提示肾脏有结构问题的情况，也不能轻易放过。正常人两侧肾脏的长径在 9~11 cm，如果泌尿系统超声提示肾脏有明显的肿大或者缩小时，即使没有提示形态和结构的异常，也应该及时就医咨询。

体检报告是健康的指示标。重视体检，重视体检结果，学会初步判断体检报告中与肾脏相关的指标，及时就医，才能维护肾脏健康。

2 我到底属于慢性肾脏病的哪一期？

案例1　王阿姨最近3个月出现双下肢水肿且伴有泡沫尿，到医院检查，医生说她肾脏漏蛋白且已经到有大量蛋白尿的程度。王阿姨看着自己日益水肿的两条腿和胀大的肚子，灰心得很，认为自己得了严重的肾脏病，肯定属于晚期，饭也吃不下，觉也睡不着。

案例2　周先生40多岁，平时血压偏高，工作忙、应酬多，不注意体检，夜尿多伴有泡沫尿，近日有点乏力，一查血肌酐数值500多，他自己觉得其他也没什么不舒服，但是医生说他属于肾脏病最晚的一期。

以上两个患者是典型的慢性肾脏病患者，门诊上有很多患者和他们一样不清楚自己属于轻度、中度还是重度，有些人病急乱投医，也有些人漫不经心。

（1）慢性肾脏病是如何分期的？

慢性肾脏病不同于急性肾衰，一般分为5个期别，那它到底是如何分期的呢？分期不是根据患者得的病种、水肿程度或是小便的变化，而是根据"肾小球滤过率"这个指标。肾小球滤过率在医学上是指肾脏在单位时间内清除某一物质的能力，通俗讲其实就相当于患者肾脏排水、排毒的能力。它越高，患者疾病越轻，期别就越早；相反它越低，患者疾病越重，期别就越晚。如何得知自己的肾小球滤过率到底是多少呢？

由于受到胖瘦、饮食等的影响，单纯通过血肌酐含量来反映肾小球滤过率其实并不可靠。有很多种方法来体现肾小球滤过率，其中最方便，也是最常用的是将患者的年龄、性别、体重、血肌酐含量或血胱抑素 C 等放入一种或几种公式里计算，得出每个患者的肾小球滤过率。所以，只要如实提供以上资料，医生会很快估算出患者的肾小球滤过率。手机或电脑都会提供一些 App 或程序来方便医生测算（图 3）。因此，慢性肾脏病的分期一般是根据患者实际的肾小球滤过率来划分的。

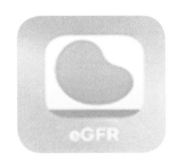

图 3　计算肾小球滤过率的 App

（2）如何知道自己属于哪一期？

慢性肾脏病分 5 期，到底哪一期最轻，哪一期最重？如表 1 所示，肾小球滤过率 ≥ 90 mL/（min·1.73 m^2）的为 1 期，这时患者的肾小球滤过率基本正常，甚至偏高，所以疾病最轻；肾小球滤过率处于 60~89 mL/（min·1.73 m^2）为 2 期；肾小球滤过率处于 30~59 mL/（min·1.73 m^2）为 3 期；肾小球滤过率继续下降，处于 15~29 mL/（min·1.73 m^2）则为 4 期；如果肾小球滤过率 <15 mL/(min·1.73 m^2)，就为 5 期，5 期最重，这时候患者的两个肾脏排水、排毒的能力基本丧失，所以这一期也经常被称为尿毒症期。

表 1　慢性肾脏病的分期及其处理

分　期	肾小球滤过率 /mL·(min·1.73 m²)⁻¹	处　理
1 期（最轻）	≥ 90	诊治原发病
2 期	60 ~ 89	延缓进展，降低心血管风险
3 期	30 ~ 59	延缓进展，评估和治疗并发症
4 期	15 ~ 29	综合治疗，治疗并发症，做透析前准备
5 期（最重）	<15	透析治疗

（3）每期该如何治疗？

如果经医生确诊，患者确实处于这 5 期中的一期，到底该怎么办呢？处于不同期的患者的治疗方式是不一样的。在 1 期也就是最轻的时候，重点是治疗导致患者慢性肾脏病的原发病，比如糖尿病、高血压病或来源于肾脏本身的慢性肾炎等一些疾病，有些患者在这一期还会接受肾脏活检术，甚至使用一些激素等免疫抑制剂的治疗。2 期至 3 期的治疗重点主要是希望经过患者和医生的共同努力，一起拨慢疾病发展的时钟，还有评估和治疗并发症，这个时期饮食、营养、控制血压和血糖等就会显得尤为重要。4 期的时候，除了综合治疗外，积极评估和治疗并发症，包括贫血、骨病等，另外还会让患者做一些透析前的准备工作，包括如果患者想要以后做血液透析，那么医生会给他完成动静脉瘘管等血管通路；如果患者想要以后做腹膜透析，那么医生会在他腹腔内植入一根透析管。5 期则是最后一期，患者这时候由尿毒症所引起的不舒服已经基本比较明显了，如果患者在前面一期已经顺利完成了透析前的准备工作，那么就可以慢慢进入透析阶段了；如果患者由于各种原因还没有完成透析前的准备工作，这时候可能会比较着急地插管进行透析，所以患者还是应该听从医生的建议早做准备。

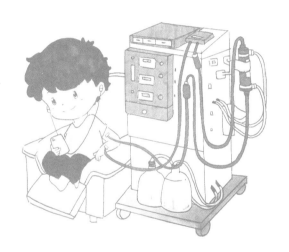

我们科学地对肾脏病进行分期，就会避免案例中情况：王阿姨明明是疾病的 1 期却把自己想得很重，而周先生明明已经是最重的尿毒症期却还是怀疑医生的诊断并且不以为然。患者只有和医生一起科学地认识自己到底属于肾脏病的哪一期，才能积极配合医生在各个期别的合理治疗，达到事半功倍的效果。

3

发现慢性肾脏病的钥匙
——尿液检查

"医生，我这个尿蛋白有加号是什么意思？"

"医生，我这个尿检里面有管型要不要紧啊？"

"医生，我这个尿隐血弱阳性怎么办啊？"

回答这些问题前，先看几个门诊上的真实案例：

案例1　一位26岁年轻小伙发现自己尿中带泡沫，一查尿常规果然尿蛋白"1+"、尿隐血"1+"，但他没有肾脏病史和遗传史，再细问，小伙原来是位健身教练，近期要参加比赛，所以锻炼强度增加了不少，医生嘱咐他休息一周，他再复查时，果然尿检全部正常了。

案例2　一位50岁阿姨最近小便发红，尿检提示尿隐血"1+"，她战战兢兢地拿着检查单过来问："医生，我的肾脏是不是不行了？"医生凑近一看，尿红细胞为0，尿蛋白呈阴性，便问："最近有没有吃什么药？""没有。"医生又问："最近有没有吃火龙果啊？"阿姨回答："是啊，女儿总买些水果过来，我又喜欢吃红心火龙果，连着吃了几天。"

以上两个案例都不是慢性肾脏病。

（1）什么是有问题的尿检结果？

一般来说，尿色发红或单纯有尿隐血，但没有红细胞、不伴有尿蛋白就先不用太紧张，单纯尿隐血不是肾脏有问题的标志。尿色的变化跟很多方面有关，比如平时多吃了红心火龙果、胡萝卜等这些色素偏多的食物，又比如女性处于经期，这些时候做尿检都有可能会引起一过性尿色加深，此类情况只要注意休息，再次复检即可。

其次就是尿蛋白的问题，尿蛋白有加号这件事可大可小，要注意的是尿里有泡沫不代表就是蛋白尿，可能是正常应激状态或者剧烈运动后的生理反应，需要后期复查明确。如果一开始尿蛋白就是"3+"或"4+"，那么，患者就要当心了，这可能是肾脏的报警信号，除了尿检之外，可能要辅以生化及双肾B超等检查来判断病情的严重程度。

那管型尿要不要紧呢？

管型尿分为颗粒管型、蜡样管型、脂肪管型等，患者经常傻傻分不清。管型，其实就是肾小管中形成的蛋白质凝聚物，要知道，正常人是可以存在一些管型尿的，比如透明管型。管型可能是病理的，也有可能是生理的，如果仅仅出现管型而不伴有其他指标的升高，那么，此时的管型是没有意义的，比如脂肪管型常见于肾病综合征，但是肾病综合征的首要指标是尿蛋白，仅仅出现单一的脂肪管型没有很大的意义。若是尿检反复出现多量管型，患者就要注意，及时到门诊就诊，排除肾间质性病变的可能。

（2）尿检的正确方式

很多患者会问："查小便要空腹吗？"其实正常进食是不影响尿检结果的，但是尿检时仍有以下几点注意事项：

① 进行尿常规检查时，留尿不少于 10 mL。

② 一般要求女性在取尿样时避开经期，以免阴道分泌物混入尿液而影响检查结果。

③ 最好取中段尿。根据排尿的顺序，尿液可分为前段、中段和后段。由于前段尿和后段尿易被污染，常规尿检和细菌学检查时

一般取中段尿。

④ 尿标本应该置于清洁干燥的容器，即医院提供的一次性尿杯和尿液试管。尤其在做中段尿培养检查时，千万不要将尿液先放在自己准备的看似干净的容器中再倒入培养杯。

⑤ 尿标本要尽快送到实验室检查（常温条件下可存放 1h，超过这个时间，可与冰袋同时存放），因为如果时间过长，会出现细菌分解葡萄糖、细胞溶解等问题。这将影响检查结果的准确性。因此，尿样的正确、规范采集是保证尿常规检查结果准确的关键。

总之，我们在体检时如果尿检有异常，一定要正确解读，避免过度惊慌，也要注意必要时进行复查，因为那很有可能是肾脏发出的报警信号。

得了慢性肾脏病，一定要做肾活检吗？

　　肾内科门诊经常会有患者面露难色，怯生生地问："我这病一定要做肾活检吗？不做可不可以呢？"相比胃镜活检、肠镜活检，肾活检在大众中的普及率并不高，因此患者会觉得这项未知操作复杂且恐怖。事实上，肾活检在目前已经是一项很成熟的病理检查手段了。

　　但是，患者常常会发出"夺命连环问"：

　　"我不明白了，医生都已经诊断出肾脏病了，为什么还要我做肾活检？"

　　"做完肾活检，我的肾会不会越来越差？"

　　"不做肾活检，就不能治疗我的肾脏病吗？"

　　…………

　　下面我们就一起来揭开肾活检神秘的"面纱"。

（1）肾内科医生为什么强调肾活检？

　　肾脏出问题很容易被看出来，可肾脏病不是只有一种类型，很多肾脏病的临床表现都极为相似，比如都表现为血尿、蛋白尿、水肿、高血压。但是它们的疾病病理、治疗方法、预后均不同。因此明确病理类型尤为重要！这无论是为后期的治疗，还是长久的预后，都提供了强有力的证据。相反，门诊上也有不少患者看肾脏病，拒绝医生住院做肾活检的建议，坚持保守治疗，结果四处碰壁，肾越治越差以致发展到晚期，他们后悔莫及："我知道肾活检对于诊断很重要，但我就是怕呀！"今天，为了彻底打消患者对肾活检的恐惧，现在就带大家近距离观摩一次肾穿刺活检术。

　　首先进到 B 超室，患者摆好体位，由医生准确定位肾脏的位置，

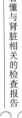

把握肾脏的大小和进针的部位、方向。然后让我们仔细看一下穿刺针的真面目。

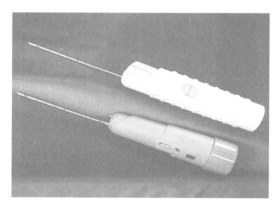

图 4　穿刺针

　　目前比较常用的穿刺针如图 4 所示，针尖极为细小，根本不用担心取出的肾组织很大，对肾造成很大损伤，有的患者甚至想象穿刺大出血的场面，多虑了！局麻后，沿着定位点进针，到达合适位置，患者屏气，听到"砰"的一声就说明一次穿刺（图 5）完成了，医生会根据取出的组织大小决定是否要再取一次，所以正常一次穿刺 2 ~ 4 针即可。整个过程中，患者不会有强烈疼痛感，最多是腰部有酸胀感。

　　穿刺完成后的风险是患者最关心的。专家提醒，在利弊权衡之下，肾活检是利大于弊的。术后的一些症状是可自愈的，比如出血，要知道肾组织血供丰富，经穿刺后都会出血，镜下血尿、肉眼血尿或是肾穿刺点周围形成血肿都是正常并发症，但由于肾脏自身结构和功能的优势，绝大部分情况下它都能自愈。由于穿刺针刺入肾脏，患者在术后保持绝对平卧 6 h，卧床 24 h，一周内不剧烈运动都是十分必要的，极少数患者血尿特别严重，需要止血及输血治疗，不过最后也能恢复。

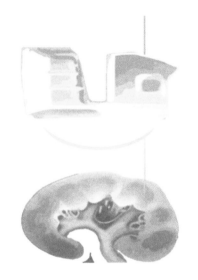

图 5　穿刺示意图

（2）肾活检前，我们需要注意什么？

终于鼓足勇气准备做肾穿刺活检术的患者，肾活检的功课要做足。

① 提前练习憋气，尽量憋 20 s 以上，这样可以在做肾穿刺活检术时更好地配合医生，避免肾脏随着呼吸移动。

② 饮食要清淡，以粥为主。另外，术前要排空大小便。

③ 由于做完肾穿刺活检术后，患者需要卧床 24 h，不能下床，因此要提前准备好在床上小便的用具。

④ 通过化验单上的凝血时间、血小板计数及凝血酶原时间，了解有无出血倾向。

⑤ 女性要避免经期穿刺。

总之，肾穿刺活检术在肾内科是常见的、成熟的诊疗术，患者不必过于害怕，要保持放松的心态，积极地配合医生。

5 肾脏超声会告诉我们什么？

案例 陈女士在单位体检时被告知有肾囊肿，心里十分害怕，当即来到大医院肾内科就诊，一番交流后，医生给她开了肾脏超声的检查，她想起刚刚在她前面就诊的一位大姐扶着腰跟医生诉说腰痛，医生也建议做肾脏超声，她对于肾脏超声知之甚少，已经出来了又不禁折返回去问医生："实在不好意思，我想问肾脏超声需要拍片子吗？能看肾囊肿吗？需要憋尿吗？"

肾脏疾病的临床表现复杂多样，除了常做的尿常规外，肾功能、肾脏病的诊断也离不开影像学检查（X射线、CT、MRI、放射性核素显像和超声等）。肾脏超声具有无创伤、无痛苦、经济、便捷、不影响肾功能的优点，在肾脏疾病的诊断和疗效观察、预后判断方面有十分重要的意义，临床应用广泛。下面我们将走进肾脏超声的世界，和陈女士一起简要了解肾脏超声的那些事儿。

（1）正常肾脏是怎样的？超声报告是怎样的？

超声检查能准确地测定肾脏的大小、位置和形态，因此孤立肾、异位肾、多囊肾等先天性异常很容易被诊断出来，图6就是一张肾脏超声报告。

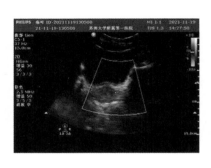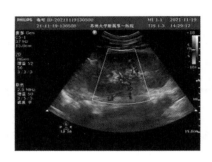

图像所见：

右肾上下径122mm，左右径60mm，左肾上下径121mm，左右径60mm，

双肾测径稍大，形态尚正常，肾皮质回声稍增强，接近肝脾回声，皮髓质分界尚清，双侧肾窦回声未见明显分离。

双肾彩色血流正常，肾内分支远端接近皮质边缘。

双侧输尿管上段未见明显扩张。

前列腺左右径40mm，前后径28mm，上下径26mm，经腹壁检查，前列腺形态、大小正常，包膜完整，回声均匀，其内未见明显异常回声。CDFI示：其内未见明显异常血流信号。

超声提示：

双肾皮质回声稍增强，请结合肾功能检查。

膀胱、前列腺未见明显异常。

双侧输尿管上段未见明显扩张。

图6　肾脏超声报告

（2）超声能看肾囊肿吗？肾囊肿可怕吗？

绝大部分人和陈女士一样是在体检时发现肾囊肿的，报告描述一般是"无回声区"。囊肿其实就是一包水，用超声看囊肿时，很容易将其与肾脏肿瘤等实质性肿块区别开，且能发现小至3 mm的囊肿。肾囊肿包括单纯性肾囊肿、多发性肾囊肿，大多数肾囊肿为单纯性肾囊肿，50岁以上人群中单纯性肾囊肿的发生率≥50%，它属于良性病变，并不可怕，无须特殊处理，建议半年复查一次，当囊肿比较大或出现腰痛、血压高等症状时才需处理。

（3）腰痛为什么要查肾脏超声？

陈女士看到的大姐扶着腰喊腰痛的样子，我们在急诊室也会经常看到，腰痛经常是肾结石导致的，但其实腰痛还可能是腰椎、腰肌等方面的疾病所致，肾结石所致的腰痛通常是突发、阵发、剧烈的。当医生结合患者的情况，考虑给患者排查是否有肾结石时，常会开肾脏超声检查的单子，超声检查方便快捷，可以检出小至3 mm 的结石，对于 X 射线和 CT 不能检出的透光结石，超声同样能检出。此外，肾结石、尿路梗阻所致的肾积水也能被超声准确诊断，在超声报告上看到的"肾窦分离扩张，出现无回声区"描述就是尿路梗阻的声像特征。

（4）血检和尿检的结果已经提示肾损伤，为什么还要做超声检查？

肾损伤分为急性和慢性，对于血检、尿检结果异常的患者，超声能方便、快捷地鉴别出来。急性肾损伤患者超声会显示肾脏增大。慢性肾脏病患者超声则显示为肾脏缩小和皮质变薄。对于慢性肾脏病患者来说，超声是评估疾病进展和判断预后的重要方法。

（5）肾脏超声结果提示正常，是不是就不用验血验尿了？

肾脏超声结果正常，肾功能不一定正常。例如，慢性肾炎、高血压和糖尿病等造成的肾损伤，早期肾脏超声并不能提示异常，尿常规则可提示蛋白尿或血尿出现，随着疾病进展，还会出现血肌酐数值上升，而一旦超声发现异常，即提示肾实质损伤较重。因此，检查肾脏时，须结合肾脏超声、尿常规、血生化等检查综合评估。

（6）"胡桃夹"是核桃吃多了导致的疾病吗？

肾脏超声还可以发现肾血管异常，如肾动脉狭窄、肾静脉血栓、胡桃夹综合征。"胡桃夹"形象地形容了肾脏旁边几根血管的位置关系，其中被夹住的"胡桃"就是左肾静脉，两根动脉则是"夹子"，人如果太瘦（尤其是处于青春期的少年），动脉之间的空隙就会很窄，肾静脉受到了压迫，就会出现腰痛、血尿、蛋白尿等症状，所以医生会建议这一类瘦的人多吃点，长点肉，让脂肪填充"夹子"，被夹的静脉受到的压力就会变小。

（7）肾脏超声检查前的准备事项

肾脏超声检查前一般不需要特别准备，对于只需要做肾脏超声的患者，无须饮水和憋尿，临床上会出现患者因大量憋尿或憋尿时间过久导致的双肾窦轻度扩张的积水，但遇到这类情况不用紧张，排尿后复查就知道是不是真的有问题。但需要做膀胱超声检查时，大量饮水憋尿以充盈膀胱才能方便检查。

肾脏超声操作简单，方便迅速，没有创伤，成本较低，但仍具有一定的局限性，必要时还须做 CT 和 MRI 等其他影像学检查辅助评估。

为什么不能只看血肌酐的数值

一位年轻小伙和一位老年人同时就诊，肌酐数值相差无几，询问医生他们的肾脏功能怎么样时，医生的答复却不相同，这是为什么呢？还有一些患者，他们的心情随着血肌酐数值的升高或下降犹如过山车一般，然而医生却告知他们不要过度担心，这又是为什么呢？不少患者疑惑重重，其中的缘由就让我们为大家一一道来。

（1）肌酐是什么？从哪里来？

肌酐是肌肉在体内代谢的产物。肾内科检查中，与肌酐有关的项目有两种，一种是需抽血检查的血肌酐，另一种是通过尿液检查的尿肌酐，我们关心的肌酐数值一般指血肌酐的数值。血液中的肌酐分为外源性和内源性两类。外源性肌酐是指我们每天进食的肉类在体内分解产生的肌酐，内源性肌酐则是指我们自身的肌肉组织代谢生成的肌酐，每 20 g 肌肉代谢可产生约 1 mg 肌酐。

（2）肌酐作为一种代谢废物，我们的身体是如何将它排出的呢？

肌酐主要是通过尿液和粪便排泄。尿液排泄占肌酐排泄的90% 以上，粪便排泄在平时只占不到10%。当到达尿毒症期，患者此时尿中肌酐排泄比重严重降低，粪便排泄比重上升，逐步升高至整个肌酐排泄总量的 40% 左右。尿液排泄主要由我们的肾脏完成。正常情况下，释放到血液循环中的肌酐，会流入肾脏，绝大部分通过肾小球滤过，肾小管也会分泌少许肌酐。

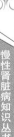

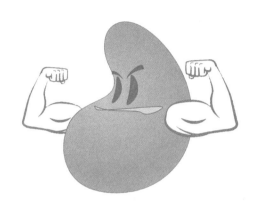

（3）有哪些因素会影响血肌酐的数值呢？

血肌酐是生成和排泄的综合结果，无论是生成多还是排出少，血肌酐的数值都会升高。肌酐源于肌肉代谢，而不同年龄、性别、种族的人群肌肉含量及肌酐代谢率是不一样的。对于肌肉含量多的年轻人，体内肌酐生成增多，血肌酐数值升高并不代表肾脏排泄功能减退。对老年人而言，由于肌肉含量的减少，肌酐的生成自然减少，即使肾脏排泄减少，血肌酐的数值可能仍处于正常范围内，此时仅仅根据血肌酐数值来评估肾功能可能会延误疾病的诊断与治疗。

肌酐还受饮食、活动等的影响，即便是同一个人，由于进行的运动不同，饮食中的肉类摄入量有差异，以及肌肉消耗性疾病存在与否等，也会造成肌酐浓度的不同。当进食的肉类食物丰富或者进行剧烈活动，又或者因感染等引起肌肉分解代谢旺盛时，血肌酐的数值也会升高，因此当血肌酐数值有小幅度的波动时，我们要客观分析，定期复查，关注血肌酐的变化趋势。

（4）血肌酐数值正常，肾脏就是正常的工作状态吗？

血肌酐数值正常，肾脏就是正常的工作状态吗？答案是否定的。我们人体左右各有一个肾脏，且其具有强大的代偿功能，即使部分受损，剩下的未受损的肾单位仍然可以代偿，以维持血肌酐的平衡，这也就解释了为什么肾移植捐赠者捐献了一侧肾脏后肾功能仍可以维持正常。因此血肌酐不能充分反映早期或者轻度肾功能下降的情况。也就是说，肾脏病处于早期时，通过血肌酐是发现不了的，所以不能只凭血肌酐数值来判断有没有肾脏病。如果肾脏病病情较轻，血肌酐通常没有什么反映。当肾功能下降超过 60% 时，血肌酐数值才会有较明显的升高。看到体检报告中血肌酐数值在正常范围内，很多人会认为没事而忽略它。其实，若血肌酐数值在正常高限附近，就应该引起重视。

（5）血肌酐数值是不是越低越好呢？

血肌酐数值升高，常提示肾功能恶化，因此，许多患者认为它越低越好。为此许多患者长期只吃素食，最后的结果就是虽然血肌酐数值有所下降，但人极度消瘦、营养不良，而营养不良可造成或加重患者免疫功能低下、贫血、感染等，此种情况下的低肌酐往往是弊大于利的。

（6）肌酐的干扰因素众多，如何正确地评估肾脏功能呢？

医生会根据患者的年龄、性别、肌酐等信息，使用公式计算出肾小球滤过率，并结合患者的尿液检查结果、肾脏超声、基础疾病等其他信息，综合评估肾脏功能。

五、慢性肾脏病的治疗

　　我们已经知道了慢性肾脏病的发生机制和临床症状，那么它到底该如何治疗呢？慢性肾脏病其实并不可怕，尽早发现、坚持随访和保持良好的生活习惯是对付慢性肾脏病的有力武器。

慢性肾脏病迟早会转为尿毒症吗?

案例 小张刚过了而立之年,有一份比较辛苦但能维持生活的工作,有一个幸福美满的家庭,有几个随叫随到的兄弟,他对自己的生活很满意,然而生活的宁静在一个夜晚被打破了,他突然出现了胸闷气喘的症状,附近的医院经过简单的检查告诉他必须要去大医院就诊,家属联系了 120 转院到附近最大的三甲医院,医生看过化验单后立刻将小张推进了抢救室,并告诉他这是慢性肾脏病 5 期且伴有心功能衰竭,需要立刻进行血液透析治疗。小张一头雾水:他平时只是小便里有些泡沫而已,怎么会突然就这么严重?

看了以上案例,难免产生困惑,慢性肾脏病 5 期到底是怎么回事呢?

慢性肾脏病是一种以肾脏功能为指标进行分期的诊断名称,按照肾小球滤过率的数值,可以将慢性肾脏病分为 1 到 5 期,当肾小球滤过率下降至小于 15 mL/(min·1.73 m^2)时,患者进入慢性肾脏病 5 期,即我们常说的尿毒症期。

随着互联网的高速发展,人们可以通过网络获得各种自己想要了解的信息,然而在信息爆炸的同时,网络上也充斥着大量不实或充满主观色彩的信息。很多患者得了肾脏病之后,对于病情不够了解,认为"得了肾脏病,迟早会到尿毒症期""一辈子需要吃药""无法治愈"等,就会出现一些悲观情绪,对疾病的治疗不够积极。其实不然,人体的肾脏具有十分强大的代偿和储备功能,即使捐献一侧肾脏,捐献者依旧可以依靠一个肾脏正常生存下去。就算是有大量蛋白尿、药物治疗效果不佳的患者,肾功能的恶化速度往往也是以年为单位计算,而大多数患者往往可以通过药物配合良好的生活方式，将肾脏功能长期维持在当前水平。通俗地说，肾脏病的进展就像是坐着车下斜坡。随着年龄的增长，肾小球滤过率会有自然下降，而疾病就像是这辆车的动力，会加速肾脏损伤的进程。越早发现疾病，我们就可以通过治疗获得越好的刹车效果。而在中后期，即使我们已经没有办法逆转这一过程，仍可以通过各种手段让"车辆熄火"，大大延缓肾脏功能恶化的速度。所以，得了肾脏病，不需要恐慌，尤其是年轻的、病症较轻的患者，以积极的心态来配合医生的治疗，即使不能够完全康复，也不会对生活产生太大的影响。

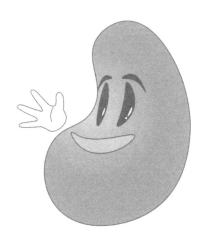

　　肾脏病诊治的难点在于早期症状十分隐匿，大多数患者早期没有任何症状，一部分患者会出现泡沫尿、水肿或血压高等症状，这些不足以引起患者足够的重视。在临床工作中我们发现，以往有很大一部分患者因出现症状而来就诊时已经处于疾病较晚期，治疗效果比较差，最终还是进入了尿毒症透析阶段。然而随着社会经济的发展、人们健康意识的提高及年度体检的普及，早期肾脏病患者检出率越来越高，除了少数极端情况以外，大多数患者均可以通过治疗达到稳定甚至是治愈的状态。这些患者只需要保持良好的生活习惯，定期复查并配合治疗，完全可以避免进入尿毒症期。

　　肾脏强大的代偿能力和充足的储备功能留给了我们相对宽裕的治疗时间，同样也给很多难治性肾脏疾病患者留下了很多等待时间。相比起步时期，如今的肾脏病学已经取得了长足的进步，很多在以往难以想象的治疗方案和技术手段如今已经走进了临床。肾脏病理技术的进步、新型免疫抑制剂和生物制剂的出现等，使很多难治的、顽固的肾脏疾病患者的病情得到缓解。如今的肾脏病学发展进入了高速期，临床肾脏病的治疗重心已经开始逐渐前移，从以往的注重用透析技术来维持生命，到如今强调延缓肾脏病的发生发展，避免进入透析阶段，改善肾脏病患者生活质量。随着我们对肾脏疾病分子机制理解的深入，以及各种新型突破性药物的问世，相信在不久的将来，大多数患者在疾病早期就可以被发现、被治疗，从而使尿毒症的发病率大幅度下降。

2　什么是治疗慢性肾脏病的关键？

案例　李大叔是一名退休的职员，3年前被诊断为慢性肾脏病，得病之后，他定期来医院复查，可每次看到那么多抽血、验尿的化验单，也不知道该关注什么指标，有的病友说血肌酐数值高了不好，有的则说尿酸也得控制住，他有些摸不着头脑，在家里也不知道该做些什么来保护肾脏。

不少人和案例中的李大叔有一样的疑惑，那么，慢性肾脏病的治疗到底该关注什么？患者自身又能做些什么来帮助控制疾病呢？如前所述，在肾脏功能自然衰减的基础上，各种损伤因素会像一脚油门一样，进一步加速肾功能的恶化。大多数情况下，慢性肾脏病的进展受一个主要因素和几个次要因素的影响，而这些因素之间往往又会互相影响，最终形成恶性循环，因此，找到并控制好主要损伤因素，同时兼顾好次要因素是治疗慢性肾脏病的关键。

（1）控制蛋白尿

各种原发或继发性肾小球疾病导致的蛋白尿是肾功能损伤最常见、最重要的因素。目前不同国家对于蛋白尿的控制目标略有不同，通常将各种类型慢性肾炎的治疗目标定为尿蛋白定量小于0.5 g/24 h。对于已经出现蛋白尿的患者，治疗的黄金时期是在肾功能出现异常之前，因为此时的肾脏疾病仍然可逆。幸运的是对大多数患者来说，这段黄金时期是相对比较长的。对于长期存在的、大量未纠正的蛋白尿已经引起肾功能不可逆损伤的患者而言，减少蛋白尿也可以在最大程度上延缓肾功能的恶化进程。针对蛋白尿的治疗是肾内科的重点和难点，肾内科有很多作用机制各不相同的药物。使用什么药物、是否需要多种药物联用、用多久、如何减量、如何最大程度减少药物的副作用，这都需要看患者的肾脏病理结果，因此，没有明显禁忌证、肾脏结构和功能尚没有出现明显异常的患者，都应尽早进行肾穿刺活检术明确病理，为临床治疗方案的确定提供最直接和有力的依据。值得一提的是在尿常规结果中单独出现的隐血并不会像蛋白尿一样提示肾功能已经受损，少量的隐血可能是长期存在的，一般对肾功能没有太大的影响，隐血本身的变化也并不代表疾病的加重或活动，但是尿检中出现大量红细胞则需要引起警惕，红细胞数量增多或兼有蛋白尿，可能是肾炎活动或下尿路出血的表现，患者应该到医院进一步就诊。

（2）控制血糖

糖尿病肾病的发病率近年来不断提高，甚至有超过原发性肾小球疾病的趋势。长时间的血糖升高可以直接造成糖尿病肾病，也可以作为次要因素与肾小球疾病同时存在。无论高血糖是作为主要因素还是次要因素，对血糖进行有效控制都非常有利于保护肾脏、延缓肾脏功能下降进程。人空腹血糖的正常范围为 $3.9 \sim 6.0$ mmol/L，超过 7.0 mmol/L 可以被诊断为糖尿病，而餐后 2 h 血糖的正常值是小于 7.8 mmol/L 的，超过 11.1 mmol/L 可以被诊断为糖尿病，很多患者因家中没有常备血糖仪，只有在年度体检时抽血检测空腹血糖，而忽视了对餐后血糖的检测，因此，空腹血糖正常而餐后血糖超标的糖尿病患者早期极易被漏诊。糖化血红蛋白是临床上对于糖尿病的诊断、监测十分有意义的指标，它可以反映过去三个月内血糖的平均水平，美国糖尿病协会将糖化血红蛋白 $\geq 6.5\%$ 列为糖尿病诊断标准。关于糖尿病的治疗，饮食控制与运动锻炼是控制血糖最基本的两大法宝，也是我们可以在日常生活中做到的，大多数血糖轻微升高的患者都可以通过这两种手段有效地控制住血糖。对于慢性肾脏病合并血糖升高的患者，如果经过严格的饮食控制和有计划的运动锻炼后血糖仍然达不到目标，那么建议使用药物来控制血糖，除了传统口服降糖药物、胰岛素之外，近年来二肽基肽酶4（DPP-4）抑制剂、钠-葡萄糖协同转运蛋白2（SGLT-2）抑制剂及胰高血糖素样肽1（GLP-1）受体激动剂等一系列新药的问世为控制血糖、保护肾脏提供了新的有力武器。

（3）控制血压

高血压可以作为病因直接损伤肾脏间质导致慢性肾脏病，肾脏受损也可能出现肾性高血压、继发性高尿酸血症，进一步推动慢性肾脏病的进展。近年来高血压肾损伤的发病率逐年下降，然而肾性高血压的高发病率却在上升，在一些偏远及经济欠发达地区，慢性肾脏病患者血压达标率较低。高血压可以通过激活交感神经系统、肾素-血管紧张素（RAS）系统，使水钠潴留、肾脏血流量下降及肾小动脉阻力升高，这些病理生理进程都对蛋白尿的加重、肾脏功能的恶化产生巨大的促进作用。有效监测及控制血压，不仅可以有效缓解蛋白尿，对于处在慢性肾脏病中后期、已经失去活检机会或有顽固性大量蛋白尿的患者可能具有更重要的临床意义。将血压控制到理想水平（尿微量白蛋白/尿肌酐 ≥ 30 mg/g 的患者，则血压 < 130/80 mmHg；尿微量白蛋白/尿肌酐 < 30 mg/g 的患者，则血压 < 140/90 mmHg），可以大大延缓肾脏病进展。而2021年最新发布的国际指南推荐慢性肾脏病成人患者将血压控制在收缩压 < 120 mmHg。

如何测量血压及什么时候监测血压也相当重要，家庭血压监测需要选择合适的血压测量仪器，我们推荐使用经过国际标准方案认证的上臂式家用自动电子血压计，不推荐使用腕式血压计、手指血压计、水银柱血压计进行家庭血压监测。血压控制平稳且达标者，可每周选 1~2 天自测血压，早晚各 1 次。最好在早上起床后、服降压药和早餐前、排尿后，在固定时间自测坐位血压。详细记录每次测量血压的时间及所有血压读数，而不是只记录平均值，应尽可能向医生提供完整的血压记录。

　　除上述因素之外，高血脂、肥胖、电解质紊乱、机体内其他系统疾病、肾毒性食物或药物、贫血等都是导致或加重慢性肾脏病的因素。慢性肾脏病的发生发展只是结果，找到引起慢性肾脏病或导致肾功能损伤的原因，消除可能会加快肾脏病发展的不利因素，才是治疗慢性肾脏病的关键。

我的血压正常，为什么医生还要我吃降压药？

案例　小王是一名程序员，平时"996"的工作状态让他苦不堪言，他甚至下班回到家还要在电脑前工作到深夜，一日三餐基本都靠点外卖解决，但他自认为身体还算健康，偶尔感冒发烧不用吃药也都能自己恢复过来。在一次公司组织的体检中，小王查出尿蛋白"2+"，但他觉得自己没有任何不舒服的症状，因此也没有重视。不过爱上网的他还是在网上做了一番查询并得知这可能是慢性肾炎的表现，因此他挂了专家号就诊咨询。经过复查尿常规、24 h尿蛋白定量后，专家给他开了一种叫"缬沙坦"的药物，回到家的小王再次上网查询，发现有很多后缀为"沙坦"或"普利"的药物，而这种药物竟然是一种降压药，可小王平时并没有高血压，也没有高血压的家族史，自己得的明明是肾脏病，医生为什么要给他开降压药呢？自己血压正常，服药过后是否会产生低血压呢？这么年轻就开始服用降压药物，是否需要终身服药呢？小王困惑且忧虑。

　　血管紧张素转换酶抑制剂/血管紧张素Ⅱ受体拮抗剂（ACEI/ARB）是临床使用十分广泛的降压药物，这些药物可以有效抑制RAS系统的激活，扩张外周血管并抑制醛固酮的分泌，达到降血压的效果。在众多降压药物中，这一类以"沙坦"或"普利"为结尾的药物还具有独特的缓解蛋白尿、保护肾功能的作用，因此在肾内科也被广泛应用，即使是血压正常的患者也会将其作为常规药物使用，而对于慢性肾炎合并高血压的患者，可能还需要联用其他类别的降压药物。将血压控制在理想水平是ACEI/ARB类药物发挥肾脏保护作用、缓解蛋白尿的前提。

在众多降压药物中，ACEI/ARB 类药物具有独特的扩张出球动脉的作用，且它扩张出球动脉的效果是扩张入球动脉的 100 倍，不仅降低了血压，还有效地降低了肾小球囊内压，使蛋白成分从压力更小的出球动脉处流出，也会显著减少从受损的滤过膜漏出的蛋白，从而有效地缓解蛋白尿。此外，ACEI/ARB 类药物还可以通过抑制局部炎症因子的趋化、降低肾小球基底膜通透性及缓和激肽等物质的作用，降低尿蛋白、保护肾功能。在临床工作中，为了达到更好地降低尿蛋白的效果，有些患者可以用到常规的双倍甚至四倍的剂量，此时降压反而成了该药的副作用，部分患者因为用药后血压过低而不得不减量或停药。另外，该药的降压作用相较于其他类别的降压药物偏弱，在血压正常的情况下服用常规剂量发生低血压的可能性并不大，但需要做好血压监测。除了肾脏之外，ACEI/ARB 类药物也有很强的抑制心室重构的作用，因此该药不仅是一个降压药物，也是一个有效维护肾功能、心功能，降低尿蛋白的药物。

由于会导致肾小球滤过率一过性地下降，因此肾动脉狭窄的患者是禁用此类药物的，只有单侧狭窄的患者也应该慎用。在实践中，患者血肌酐超过一定的水平时（通常界定为 265 μ mol/L），此类药物同样是禁用的。然而随着对疾病和药物理解的加深，近年来肾内科医生逐渐意识到在血肌酐数值较高的慢性肾脏病中后期，此类药物的应用获益也可能超过其风险，部分患者肾功能恶化可能并非由于药物而是疾病本身导致的。另外，也有文献指出，在双侧肾动脉狭窄的患者身上突破禁忌地使用 ACEI/ARB 类药物可明显获益，从而降低患者死亡率。因此，除了在短期内血肌酐数值波动明显的患者外，肾功能已经出现损伤的患者，也可以在做好监测的情况下由有经验的医师指导，小剂量地服用 ACEI/ARB 类药物。值得一提的是，ACEI 与 ARB 联用是否能更有效缓解蛋白尿、保护肾功能在目前仍有争议，总体认为其获益不明显，而且增加了高钾血症加重、肾功能损伤的风险。目前该类药物的应用已经贯穿于慢性肾炎、慢性肾脏病治疗的全程。孕妇、哺乳期妇女、对该药过敏和患有高钾血症的人群是该类药物的明确禁忌对象，少部分患者服用 ACEI 后会出现咳嗽的症状，换用 ARB 后则可以得到有效缓解。对于使用该类药后蛋白尿明显缓解的患者，可以在医生的指导下缓慢减量、停药，或以小剂量长期维持。

值得一提的是，有些患者在服用此类药物的初期会出现轻度的血肌酐升高，如果确实是药物引起的，那么一般停药后可以恢复，因此完全不值得焦虑或者慌张，有时用药后轻度的血肌酐数值升高反而可能是药物起效的表现。从另一个角度来说，慢性肾脏病患者在使用该类药物之前，虽然检测出来的血肌酐数值不高，但实际上是在疾病状态下肾脏通过收缩出、入球动脉，提高囊内压来维持的一种"表面和平"，此时的肾小球滤过率或血肌酐数值虽然是正常的，但是对肾脏的负担很大，在应用 ACEI/ARB 类药物后，出、入球动脉扩张，囊内压恢复，给肾脏减负，尽管此时肾小球滤过率轻度下降，血肌酐数值轻度上升，实际上是"拨乱反正"，反而有益于对肾脏的保护。不过对于本身存在血管病变，或是肾功能的维持完全依赖于肾脏加班加点工作的患者，用药后有可能因矫枉过正而走向另一个极端——肾功能的快速崩溃，因此用药后需要严格监测肾脏的变化，一旦出现不利变化，要及时就医，让专业的医生来判断具体情况从而合理调整用药方案。

得了慢性肾脏病后，我应该怎么做？

近年来，关于慢性肾脏病诊治的研究取得了很多突破性的进展，很多新型的治疗方式、治疗理念及药物走向临床，服务于肾脏病患者，也让医生有了更多应对疾病的武器，然而作为患病的主体，患者自己才是这场与疾病的战斗的主角。那么得了肾脏病之后，患者究竟需要做到哪几点呢？

（1）良好的心态是战胜疾病的前提

我们常常见到这样的患者：在接收了一些错误信息后，认为肾脏病是一种非常可怕的绝症，最终都需要透析治疗，甚至危及生命，因此变得异常焦虑，到处求医问药，严重影响日常生活，部分患者甚至需要服用抗焦虑药来治疗。这样的状态对于疾病的治疗和恢复是十分不利的。另外也有一些患者，认为肾脏疾病发展缓慢，即使到后期，也可以通过透析来维持生命，而且由于肾脏病没有什么症状，患者常认为自己身体很健康没有任何问题，加上一些讳疾忌医的思想作祟，不愿意正视自己的疾病，导致错过治疗的黄金时期。尽管慢性肾衰竭患者最终确实可以通过肾脏替代治疗获得长期生存，但是生活质量却会受到极大的影响。相比身体其他器官和系统的疾病，慢性肾脏病是可防、可控、可治疗的，医生可以学习先进的知识和理念，不断积累自身的临床经验，但不可能对每一个患者的具体情况和一些细节都做到了如指掌，这部分工作就需要患者自己来完成，因此患者适当地学习和了解肾脏病基础知识，把大方向交给自己的主治医师来掌控，同时向医生提供一些自身情况的具体细节，在生活上做出一些适当有益的调整，医患互相配合才能获得最完美的效果。

（2）坚持随访复查是控制慢性肾脏病的基础

定期至医院复查肾功能及其他相关情况，不仅能帮助判断病情，更有助于医生制订和调整用药方案。肾脏疾病是不断动态变化着的，可以因为疾病本身或是用药使疾病处于稳定期，也可以因为一些诱因而导致疾病活动或进展，不同时期的治疗目标是不同的。在临床上，我们经常遇到经过治疗后各项指标好转，自认为已经康复而不再随访的患者，实际上这样的行为存在很大的风险。患者每次到门诊就诊时，都应该咨询自己的主治医师下次的就诊时间，医生根据病情制订个性化的随访复查计划，在病情稳定的情况下，可以酌情适当延长复查间隔，也能及时发现和识别病情发生的变化，并在治疗方案上及时做出调整，因此随访复查对于控制疾病的发展具有重要的临床意义。

（3）监测、控制血压是延缓慢性肾脏病进展的关键

高血压是促进慢性肾脏病进展、加速肾功能恶化的关键因素，高血压不仅可以导致蛋白丢失增多，也可以直接和间接地带来肾脏损伤，而在慢性肾脏病患者中，高血压的发病率是很高的，有效地监测和控制血压是慢性肾脏病防治的重点。在临床上，降压药物种类繁多，各自的作用机制不尽相同，有各种各样的搭配方式，而降压方案的制订是临床上的重点和难点，想要制订合适的用药方案，患者的基础血压情况是最重要的依据，因此我们推荐每个慢性肾脏病合并高血压的患者在家中自备一台血压计（水银血压计较为准确但操作相对复杂，电子血压计使用简便，应用率较高，患者可以在家使用电子血压计并定期到医院与水银血压计比对结果），监测晨

起、三餐后及睡前的血压情况并做好记录，医生则根据结果制订或及时调整服用降压药物方案。此外，高血压患者限制盐分摄入、保暖、适当运动锻炼及减肥都有利于对血压的控制。

（4）合理的生活和饮食方式为慢性肾脏病的防治锦上添花

除了极少部分治疗困难、用药效果不佳的患者肾功能恶化速度较快之外，大多数患者经过治疗后肾脏病变是可以长期保持稳定的。肾脏疾病的复发或加重往往都存在一些诱因，包括感染（特别是呼吸道、消化道及皮肤等部位的感染）、劳累熬夜、妊娠、过敏等。因此，保持健康和规律的生活方式，保证充足的睡眠时间和质量，适当地运动锻炼可以提高抵抗力。避免接触生活中常见的肾毒性物质（主要包括止痛药、偏方土方、重金属、某些抗生素、化疗药物、造影剂等）对于保持肾脏健康也具有重大的意义。在饮食方面，除了一些高糖、高盐、高油脂、高尿酸及某些容易引起过敏的食物之外，肾脏病患者并没有太多的忌口，临床上我们常常见到因饮食限制过分严格而导致的营养不良，实际上这对于肾脏疾病的康复是十分不利的。饮食方面更需要注重的是食物的摄入量，低蛋白饮食可以通过减少尿蛋白、减轻炎症反应、改善代谢并发症等多种途径发挥保护肾脏的作用。合理的低蛋白饮食方案既可以延缓肾脏病进展，又可以避免营养不良，但是不同种肾脏病、不同分期的患者，其低蛋白饮食方案的内容及其侧重点是不同的，需要由专科的肾内科医师给予指导和帮助，目前国内已有不少综合性三甲医院开设了慢性肾脏病－营养联合门诊，为广大肾脏病患者提供营养治疗方面的咨询。

5 什么行为习惯最伤肾？

肾脏是我们身体重要的排毒器官，虽然它有很大的代偿能力，但本身并不是无坚不摧的。最新统计数据表明，中国成年人中患慢性肾脏病的人口约占总人口的 10.8%，也就是说平均 10 个中国人中，就有一位慢性肾脏病患者，据此推算，目前我国总患者数甚至已经超过 1.2 亿人。如果不加以干预，约 240 万慢性肾脏病患者将在 5～10 年发展到尿毒症期！因此，我们在日常生活中，更应该注意自己的行为习惯，避免伤肾。

（1）有病乱投医，乱吃药

遇到感冒、发烧、拉肚子等比较常见的疾病，有些患者会奔着广告词，自行至药店买药服用；甚至有些患者相信民间中草药、土方、偏方，擅自盲目用药。药物可以导致包括急性肾小管坏死、急慢性间质性肾炎、慢性肾小球肾炎、血栓性微血管病等在内的多种肾脏疾病。有人说，不就是个普通感冒嘛，几粒感冒药、退热药就能造成肾脏损伤，是不是有点危言耸听了？大家可能不知道，某些含有非甾体抗炎药的感冒药、退热药、止痛药，含有马兜铃酸类的中药，或是含有很多杂质、重金属的中草药，都有可能损伤肾功能或是加重肾脏的负担。

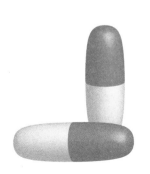

既往已患慢性肾小球肾炎、慢性肾脏病的患者，老年人，合并有高血压病、糖尿病、心力衰竭等慢性基础疾病的人，这几类人群容易发生急性肾损伤。感冒尤其伴有发热的患者，服用退热药后，其成分经由肾脏排泄，使得原本有慢性病基础的肾脏更加衰弱，出现急性间质性肾炎。患者大量出汗，也会导致循环血量不足，小便量急剧减少，甚至无尿，轻者须用糖皮质激素免疫抑制，重者须行血液透析治疗，部分肾功能不能恢复，导致尿毒症的发生，危及生命。

另外还有一些药物也具有肾脏毒性，以造影剂为例，它会加重肾脏缺血，直接造成肾脏损伤，是近来引起急性肾功能损伤的常见原因。这些无疑使得原本受伤的肾脏更加衰弱，肾功能进一步恶化。因此，我们需要重视体检，定期进行尿常规、肾功能等的检查，用药时切忌盲目自行用药，应至正规医院肾脏专科就诊。慢性肾脏病患者看其他病时一定要告诉医生自己有肾脏病史，防止其他专科医生在不知道其肾脏病史的情况下，制订一些含有肾毒性或造成肾脏负担大的用药方案。

（2）不良的饮食习惯

我们的肾脏肩负着清除毒素、代谢废物、维持水电解质平衡、控制血压、促进造血、调节内分泌等多种功能。而现代人生活条件改善后，应酬多，经常食用大鱼大肉，使得我们的肾脏长期处于高负荷状态，因此，对于已存在肾功能损伤的人群，建议低蛋白饮食。还有年轻人偏爱的麻辣火锅、串串、烧烤等，这些都是重油重盐类食物，而钠盐摄入过多，容易造成身体水肿，血压进一步升高，长此以往容易发生肾脏损伤。此外，还有一些伤肾的饮食习惯，比如大量的啤酒海鲜、长时间熬制的肉汤，都会产生大量的嘌呤，人食用后容易导致痛风及痛风性肾病；饭后饮浓茶，食物中的维生素 C 会与茶叶中的鞣酸结合，使肾结石、输尿管结石、膀胱结石等发生率升高，最终导致肾脏病。正常人偶尔这样吃不要紧，但长期这样是把自己推向慢性肾脏病。

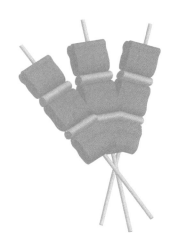

6 慢性肾脏病，"管"和"不管"大不相同

案例1　顾大爷是一名退休职工，辛苦了大半辈子，如今生活富足，子女也已成家立业，然而他却在体检中查出患有慢性肾脏病，多次复查显示血肌酐数值波动于 200 umol/L 上下。为了不走上尿毒症透析的道路，也为了不给子女添麻烦，退休后的顾大爷认真学习肾脏病相关知识，定期到门诊复查指标，每天遵医嘱服药，并在家里监测血压、血糖，每隔一段时间就住院详细检查，根据病情变化及时调整治疗方案，成了病房里的常客，多年来他的肾功能始终维持在当时的水平，并没有发生明显的恶化，这也给了顾大爷战胜疾病的信心，如今的他依旧快乐地生活着。

案例2　小王是一名刚毕业的汽修工，即使体检结果已经明确提示他存在蛋白尿，并且合并有糖尿病、高血压、高血脂等，但小王始终认为自己还年轻，也没有什么症状，十分抗拒就医或服药，3 年后再次复查时，他的肾脏就已经从正常到达尿毒症的程度，他不得不在 24 岁这一年开始走上透析的道路。

小王这样的例子在临床上十分常见，在为患者惋惜的同时也提醒我们，慢性肾脏病"管"和"不管"大不相同。

（1）早期干预十分重要

慢性肾脏病的治疗是一个由医患双方共同参与的长期医疗过程。根据数据显示，我国慢性肾脏病总患者数约为 1.2 亿人，占总人口的 10.8%，而其中超过 80% 的患者为慢性肾脏病 1 到 2 期的患者，该部分人群处于疾病的早期，尽早地进行干预和治疗，对患者来说可以避免疾病发展进入不可逆阶段进而避免透析治疗，对

社会来说也可以节约大量的经济和医疗资源。因此，近年来慢性肾脏病管理的理念逐渐进入大众视野，不同于"单次就诊—获得建议—解决问题"的模式，慢性肾脏病管理强调长过程、个性化和医患共同参与，某些较早开展慢性肾脏病管理模式的地区已经初步获得成效。

慢性肾脏病是一个发展缓慢的、早期可治疗后期不可逆的疾病，其发病模式具有独特的临床特点，如前文所述，随着公众健康意识的提高、筛查体检的普及，大量早期没有症状的慢性肾脏病患者被发现，与以往大量患者发现即晚期（或须透析）的情况不同，这部分患者往往处于慢性肾脏病1至2期，这是经过治疗后能获得极大受益的黄金治疗时期，疾病处于可治疗、可控制的可逆时期，这部分患者的被发现将大大地减少未来尿毒症的发生率。也因此，对于这部分患者的治疗成了新的重点，除了医疗因素之外，这部分患者的治疗还受到社会经济、心理等多方面因素的影响，特别在一些偏远和经济欠发达地区，肾脏疾病被发现后得不到重视以致患者未至专科进一步诊治，或经过短期治疗后，患者认为已经康复不再进行随访复查，或认为只要配合治疗就足够，仍然延续此前的不良生活行为习惯，因此，最后导致尿毒症的患者在临床上仍然屡见不鲜，这让我们感到十分惋惜。所以，对于早期慢性肾脏病患者的管理将会是未来肾内科临床工作的核心。

（2）患者的常见不当做法

这里列出一些在以往管理中发现的患者的常见不当做法：

① 部分患者得知自己患肾脏病后认为西药具有副作用，不前

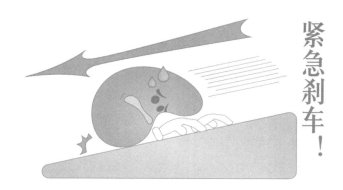

紧急刹车！

往专科进行治疗，而是自行至不规范的诊所进行保肾治疗，滥用中药。事实上中药对肾脏也有益处，但前提是患者须前往正规医院诊治。

② 部分患者在治疗的同时会听信他人，服用各式各样的保健用品，这些保健品的销售商利用患者想要病情快速改善的心理，大肆吹捧产品功效，但其实这些保健品对疾病的改善可能毫无益处，甚至反而会增加肾脏的负担，使得本就受损的肾脏更加"伤痕累累"。

③ 患者在肾内科医生给予初步治疗方案后，仅自行配药，未再进行后续的病情评估。这种做法是不可取的，忽略了对病情的综合评估，延误了肾脏病的治疗。

规范且有效的肾脏病管理离不开社区医生、肾内科医生、患者本人及其家庭、营养师、药师、护理人员等多方的努力。

（3）自我管理的重要意义

慢性肾脏病管理模式的重点是教会患者学会自我管理，这在慢性肾脏病的防治中具有重要临床意义，也是慢性肾脏病防治策略个体化的前提。每 3 ~ 6 个月复查尿蛋白、每年复查肾功能或进行影像学检查可以帮助医生和患者了解病情的发展情况，在病情稳定的情况下可以酌情放宽随访的时间间隔，指标变化的趋势是临床提供治疗方案的重要依据。家中自测血压、限制盐分摄入、采取合适的保暖措施，不仅可以为医生提供重要的降压方案制订依据，而且能使药物产生最大的降压效果。必须指出的是，过低的血压同样会加速肾功能恶化，因此，患者的自我管理显得更为重要。根据血压情况、季节变换情况调节药物使用、控制盐分摄入，是肾脏病患者调节血压的有效方式。此外，对血糖、血脂、体重、尿酸等指标的监测和控制，虽然也依赖于药物，但更重要的是患者在平时的自我管理，包括合理的饮食和生活方式、行为习惯等，这些都对肾脏病的防治具有重要的影响。患者不应该依赖于就诊时在诊室里的十几分钟，而应将慢性肾脏病管理和防治理念贯彻入生活的每一天。

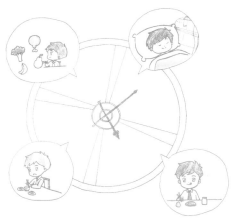

慢性肾脏病的管理重在坚持，相较于其他系统的疾病，大多数慢性肾脏病患者都可以通过长期有效的自我管理获得令人满意的结果，避免疾病走向终末期。在慢性肾脏病的治疗中，大多数付出都会获得回报，患者要以乐观的心态，用科学的知识，用持之以恒的态度和必胜的信念战胜疾病，获得美好的生活。

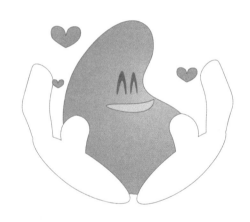